Acetabular Fractures in Older Patients: Assessment and Management

老年髋臼骨折：评估和处理

主　编　（美）西奥多·T. 曼森（Theodore T. Manson）

主　译　庄　岩　秦晓东

副主译　马献忠　王建东　吕　刚　周大鹏

北方联合出版传媒（集团）股份有限公司

辽宁科学技术出版社

·沈　阳·

First published in English under the title

Acetabular Fractures in Older Patients: Assessment and Management

edited by Theodore T. Manson

Copyright © Springer Nature Switzerland AG, 2020

This edition has been translated and published under license from Springer Nature Switzerland AG.

© 2021，辽宁科学技术出版社。

著作权合同登记号：第06-2020-110号。

图书在版编目（CIP）数据

老年髋臼骨折：评估和处理 / (美) 西奥多·T. 曼森（Theodore T. Manson）主编；庄岩，秦晓东主译. — 沈阳：辽宁科学技术出版社, 2021.6

书名原文：Acetabular Fractures in Older Patients: Assessment and Management

ISBN 978-7-5591-1682-6

Ⅰ. ①老… Ⅱ. ①西… ②庄… ③秦… Ⅲ. ①老年人—髋臼—骨折—治疗 Ⅳ. ① R683.305

中国版本图书馆 CIP 数据核字 (2020) 第 133777 号

出版发行：辽宁科学技术出版社
　　　　　（地址：沈阳市和平区十一纬路 25 号　邮编：110003）
印　刷　者：辽宁新华印务有限公司
经　销　者：各地新华书店
幅面尺寸：210mm×285mm
印　　张：9
插　　页：4
字　　数：160 千字
出版时间：2021 年 6 月第 1 版
印刷时间：2021 年 6 月第 1 次印刷
责任编辑：吴兰兰
装帧设计：袁　舒
责任校对：尹　昭　王春茹

书　　号：ISBN 978-7-5591-1682-6
定　　价：136.00 元

联系电话：024-23284372
邮购热线：024-23284052
E-mail:lingmin19@163.com

译者名单

主译

庄　岩　西安交通大学附属红会医院

秦晓东　南京医科大学第一附属医院

副主译

吕　刚　新疆医科大学第四附属医院

马献忠　河南省洛阳正骨医院河南省骨科医院

王建东　上海交通大学附属上海市第一人民医院

周大鹏　北部战区总医院

译者

毕　春　上海交通大学附属上海市第一人民医院

曹　雷　上海交通大学附属上海市第一人民医院

丛雨轩　西安交通大学附属红会医院

韩天宇　北部战区总医院

黄志鹏　海南省人民医院

理　阳　河南省洛阳正骨医院河南省骨科医院

孙　辉　新疆医科大学第四附属医院

吴剑宏　上海交通大学附属上海市第一人民医院

谢文俊　东南大学医学院附属中大医院

徐静磊　河南省洛阳正骨医院河南省骨科医院

徐晨阳　河南省洛阳正骨医院河南省骨科医院

主译简介

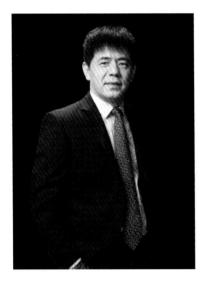

庄 岩 西安交通大学附属红会医院创伤骨科环骨盆病区主任。主任医师，硕士研究生导师。中华医学会骨科学分会第十一届委员会外固定与肢体重建委员；陕西省医学会骨科学分会创伤骨科学组委员兼秘书；AO讲师团讲师；《中华创伤骨科杂志》特约审稿专家；《中华创伤杂志》特约审稿专家。从事骨科临床、科研、教学工作三十余年。西安交通大学附属红会医院创伤骨科环骨盆病区近年来年均髋臼、骨盆骨折手术量200余例，其中20%~30%为老年髋臼骨折。他对老年髋臼骨折的一些问题进行了深入的研究，并在国内首先介绍了老年髋臼顶压缩骨折的诊断处理要点；对老年髋臼骨折一期切复内固定加全髋关节置换手术指征及手术技巧提出了自己独特的见解。多次应邀出席欧洲骨科及创伤骨科年会和美国创伤骨科年会、世界骨科大会等国际学术大会作大会发言。发表核心期刊论文数十篇，SCI 10余篇。主持、参与省市科研项目10项。其中"髋臼骨折的治疗"获陕西省科技进步二等奖，获国家专利3项。

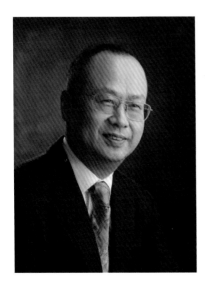

秦晓东 男，1968年~，南京医科大学第一附属医院（江苏省人民医院）骨科主任医师、副教授，主要研究方向为髋臼骨盆损伤和足踝部损伤；对髋臼骨折的微创治疗、改良髂股入路治疗髋臼骨折和髋臼骨折及其并发症的治疗均有较深的研究。目前主要社会任职有中国医疗促进会骨科分会骨盆髋臼专业委员会委员，国际矫形与创伤学会（SICOT）中国区足踝外科专业委员会委员，中国医师协会骨科分会足踝专业委员会委员，江苏省医学会骨科分会足踝学组副组长，中国医疗促进会足踝学组江苏区学组副组长，《中华创伤骨科杂志》通讯编委。

序

　　随着人口老龄化时代的到来，各种类型的脆性骨折大幅增加。这里当然也包括老年的髋臼骨盆骨折。老年髋臼骨折在伤前合并疾病、损伤机制、骨折类型、治疗目标等方面都与年轻患者有很大不同，特别是一些低能量损伤的病例，治疗方案的选择依然是值得深入探讨的问题。如果说治疗髋臼骨折是创伤骨科诊断治疗的一项特殊技能，那么治疗老年髋臼骨折应该具有更加专业的知识。本书由多位美国著名的髋臼骨折治疗专家共同撰写，详细介绍了老年髋臼骨折一般状况的评估、非手术治疗的方法、各种类型老年髋臼骨折切复内固定的技巧、一期和二期人工全髋关节置换的适应证和手术方法，以及老年髋臼骨折治疗的结果。内容翔实丰富，仔细阅读将对提高老年髋臼骨折的治疗水平提供很大的帮助。

　　由于本书具有极高的专业性，为了尽量准确地表达原文的思想，所有的译者在髋臼骨折治疗方面都具有丰富的临床经验与理论知识，在这里向他们表示感谢。同时也要感谢参与本书编辑、校对的同志，感谢他们的辛勤劳动和奉献。由于本书涉及知识不仅仅是创伤骨科相关内容，翻译时对有些内容的理解不免有偏差之处，希望细心的读者发现后不吝指出，共同探讨。

庄　岩　秦晓东

2020 年 7 月 1 日

前　言

　　老年人髋臼骨折的数量增长，不仅是由于低能量的跌倒，而且还源于老年人更多运动中的高能量损伤。我们对这些老年患者治疗的研究将从描述问题的范围和评估老年人活力及虚弱水平的特殊技术开始。

　　对于老年人髋臼骨折的最佳治疗方法仍存在争议，有非手术治疗、有限的经皮或微创技术、标准的常规复位和固定，甚至固定加同期全髋关节置换术。不仅仅是提倡某一种技术，本书将所有这些技术做了回顾，也包括详细的外科描述和插图在内。最后，回顾和总结了每种技术的已知结果。我们希望你会发现这有助于处理这些困难的骨折。

西奥多·T. 曼森（Theodore T. Manson）

Baltimore, MD, USA

编著者名单

Michael T. Archdeacon, MD, MSE University of Cincinnati Academic Health Center, Department of Orthopaedic Surgery, Cincinnati, OH, USA

Joshua L. Gary, MD Department of Orthopaedic Surgery, McGovern Medical School at UTHealth, Houston, TX, USA

David L. Helfet, MD Orthopaedic Trauma Service and Center for Hip Preservation Hospital for Special Surgery and New York Presbyterian Hospital Weill Cornell Medicine, New York, NY, USA

Aaron J. Johnson, MD Department of Orthopaedic Surgery, R Adams Cowley Shock Trauma Center, University of Maryland, Baltimore, MD, USA

Theodore T. Manson, MD Department of Orthopaedic Surgery, R Adams Cowley Shock Trauma Center, University of Maryland, Baltimore, MD, USA

Mariano E. Menendez, MD Department of Orthopaedic Surgery, Tufts Medical Center, Boston, MA, USA

Gele B. Moloney, MD Division of Orthopaedic Trauma, University of Pittsburgh Medical Center, Pittsburgh, PA, USA

Robert V. O'Toole, MD Department of Orthopaedic Surgery, R Adams Cowley Shock Trauma Center, University of Maryland, Baltimore, MD, USA

David Potter, MD R. Adams Crowley Shock Trauma Center, University of Maryland Medical Center, Baltimore, MD, USA

Lisa Reider, PhD Johns Hopkins Bloomberg School of Public Health, Baltimore,MD, USA

Scott P. Ryan, MD Department of Orthopaedic Surgery, Tufts Medical Center,Boston, MA, USA

Andrew H. Schmidt, MD Hennepin Healthcare, Minneapolis, MN, USA University of Minnesota, Minneapolis, MN, USA

Marcus Sciadini, MD Department of Orthopaedic Surgery, R Adams Cowley Shock Trauma Center, University of Maryland, Baltimore, MD, USA

Brendan R. Southam, MD University of Cincinnati Academic Health Center, Department of Orthopaedic Surgery, Cincinnati, OH, USA

John M. Whatley, MD Baton Rouge Orthopaedic Clinic, Baton Rouge, LA, USA

目　录

第1章 概述和范围

Andrew H. Schmidt

老年人群髋臼骨折的发病率呈逐年上升趋势，在过去 25 年中，60 岁以上发生此类骨折的患者增加了 2 倍以上。在较年轻的患者中，此类骨折常由于高能量创伤所引起。在老年患者中，髋臼骨折基本都发生在类似高能量损伤机制的低能量创伤中。

因低能量创伤（通常是从站立高度跌倒）导致的髋臼骨折与骨量减少有关，同时也是极度体弱的表现，通常此类患者比因高能量创伤所致髋臼骨折的患者年龄更大、身体质量指数（BMI）更低，且具有更多的并发症。

鉴于患者骨密度和损伤机制的差异，可以预料的是，老年人髋臼骨折的骨折类型与年轻患者不同，前柱撞击并累及四面体和关节面压缩的发生率更高（图 1.1）。和股骨近端骨折患者一样，髋臼骨折的老年患者死亡率也很高，据报道高达 25%。然而，与股骨近端骨折不同的是老年患者髋臼骨折的手术修复并未显示出死亡率的降低。

老年髋臼骨折的治疗具有挑战性。与患有髋部骨折的老年患者一样，这些患者需要多学科专家的共同治疗，包括老年医学、内科学、骨科学、麻醉学专家的参与，偶尔还需要其他

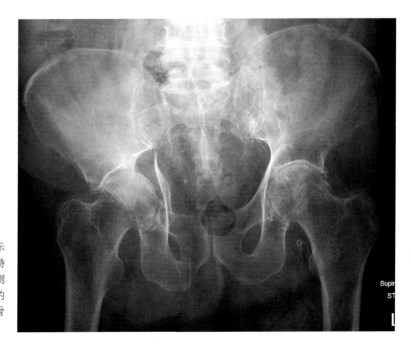

图 1.1 典型的老年髋臼骨折显示了这一年龄组骨折的几个共同特征：髋臼穹隆的撞击（注意与对侧未受伤的髋关节对比"眉弓"处的不同表现）、四面体的累及和股骨头内移

学科和外科亚专业的参与。这些患者采用非手术治疗后，其中 30% 甚至更多的患者出现预后不良。

在骨量减少以及术后无法避免髋关节不承受负荷的患者中，这些复杂骨折的内固定使切开复位内固定（ORIF）更具有挑战性。

已报道的外科治疗方法包括：非手术治疗、常规的 ORIF、经皮固定、全髋关节置换（THA）（常包括髋关节置换翻修外科技术）、THA 合并开放和经皮 ORIF。尽管有报道称老年髋臼骨折患者比年轻的髋臼骨折患者更能接受非解剖复位，但在进行 ORIF 手术的老年患者中，有 10%~30% 的患者在术后会再次行全髋关节置换。

如果非手术治疗或最初的外科修复手术预后均较差，那么后期行全髋关节置换术（THA）也并不一定能带来良好的预后效果；髋臼骨折后患者后期行 THA 的预后不如早期行 THA 的预后疗效。为了努力降低这些体弱患者中 ORIF 并发症的发病率，现在提倡使用经皮内固定技术。

最后，许多骨科医生都推荐早期行 THA 手术或联合 ORIF，但是目前完全缺乏对照的临床试验，并且骨科医生需要在没有充分证据来支持治疗的情况下，为这些难治性损伤的患者做出正确治疗决策。

总之，老年人口中髋臼骨折的发病率呈增加趋势。如上所述，骨科医生有多种可接受的治疗选择。所有方法都有其支持者，但是没有一种方法与其他方法通过临床对照试验进行"测试"。在获得更多可靠的数据之前，治疗这些患者的骨科医生应了解所有可行的治疗方案及其可能发生的并发症和预后效果，以便为每例患者选择其最适合的治疗方案。

由于许多治疗方案都是从评估患者的活动度和身体情况开始的，因此我们将在下一章以评估患者的身体情况和预期活动水平的常规方法开始，然后将讨论采用各种前、后入路切开复位内固定技术，以及非手术治疗方法。

接下来，将讨论切开复位合并髋关节置换。同时，将深入探讨创伤性关节炎的髋关节置换术。

参考文献

[1] Ferguson TA, Patel R, Bhandari M, Matta JM. Fractures of the acetabulum in patients aged 60 years and older: an epidemiological and radiological study. J Bone Joint Surg Br. 2010;92-B(2):250–257.

[2] Kim JW, Herbert B, Hao J, Min W, Ziran BH, Mauffrey C. Acetabular fractures in elderly patients: a comparative study of low-energy versus high-energy injuries. Int Orthop. 2015;39:1175–1179.

[3] Culemann U, Holstein JH, Köhler D, Tzioupis CC, Pizanis A, Tosounidis G, Burkhardt M, Pohlemann T. Different stabilisation techniques for typical acetabular fractures in the elderly— a biomechanical assessment. Injury. 2010;41(4):405–410.

[4] O'Toole RV, Hui E, Chandra A, Nascone JW. How often does open reduction and inter- nal fixation of geriatric acetabular fractures Lead to hip arthroplasty? J Orthop Trauma. 2014;28:148–153.

[5] Gary JL, Paryavi E, Gibbons SD, et al. Effect of surgical treatment on mortality after acetabular fracture in the elderly: a multicenter study of 454 patients. J Orthop Trauma. 2015;29:202–208.

[6] Spencer RF. Acetabular fractures in older patients. J Bone Joint Surg Br. 1989;71-B:774–776.

[7] Jeffcoat DM, Carroll EA, Huber FG, Goldman AT, Miller AN, Lorich DG, Helfet DL. Operative treatment of acetabular fractures in an older population through a limited ilioinguinal approach. J Orthop Trauma. 2012;26:284–289.

[8] Gary JL, VanHal M, Gibbons SD, Reinert CM, Starr AJ. Functional outcomes in elderly patients with acetabular fractures treated with minimally invasive reduction and percutaneous fixation. J Orthop Trauma. 2012;26:278–283.

[9] Enocson A, Blomfeldt R. Acetabular fractures in the elderly treated with a primary Burch- Schneider reinforcement ring, autologous bone graft and a total hip arthroplasty. A prospective study with a 4-year follow-up. J Orthop Trauma. 2014;28:330–337.

[10] Solomon LB, Studer P, Abrahams JM, et al. Does cup-cage reconstruction with oversized cups provide initial stability in tha for osteoporotic acetabular fractures? Clin Orthop Relate Res. 2015;473:3811–3819.

[11] Herscovici D Jr, Lindvall E, Bolhofner B, Scaduto JM. The combined hip procedure: open reduction internal fixation combined with total hip arthroplasty for the management of acetab- ular fractures in the elderly. J Orthop Trauma. 2010;24:291–296.

[12] Lin C, Caron J, Schmidt AH, Torchia M, Templeman D. Functional outcomes after total hip arthroplasty for the acute management of acetabular fractures: 1 to 14 year follow up. J Orthop Trauma. 2015;29:151–159.

[13] Archdeacon MT, Kazemi N, Collinge C, Budde B, Schnell S. Treatment of protrusio fractures of the acetabulum in patients 70 years and older. J Orthop Trauma. 2013;27:256–261.

[14] Miller AN, Prasarn ML, Lorich DG, Helfet DL. The radiological evaluation of acetabular fractures in the elderly. J Bone Joint Surg Br. 2010;92-B:560–564.

[15] Laflamme GY, Hebert-Davies J, Rouleau D, Benoit B, Leduc S. Internal fixation of osteopenic acetabular fractures involving the quadrilateral plate. Injury. 2011;42(10):1130–1134.

[16] Carroll EA, Huber FG, GoldmanAT,Virkus WW, Pagenkopf E, Lorich DG, Helfet DL. Treatment of acetabular fractures in an older population. J Orthop Trauma. 2010;24(10):637–644.

[17] Schnaser E, Scarcella NR, Vallier HA. Acetabular fractures converted to total hip arthroplas- ties in the elderly: how does function compare to primary total hip arthroplasty? J Orthop Trauma. 2014;28(12):694–699.

第 2 章　老年人的预期寿命和功能状态评估

Lisa Reider

2.1　预期寿命和功能

　　65 岁及以上的人群是美国人口增长最快的部分。2004—2014 年，美国老年人的数量增长了 28%，而年轻人的数量增长了 6.2%。2014 年，人口普查估计有 4620 万人年龄在 65 岁以上，占美国总人口的 14.5%。预计到 2040 年，这一数字将占总人口的 21.7%。目前，平均预期寿命为 78.8 岁。年满 65 岁的人可以再活 19.1 年（女性 20.5 年，男性 18 年），年满 75 岁的人可以再活 12.2 年（女性 13 年，男性 11.1 年）。高龄老人的预期寿命也有所提高。80 岁的人平均可以多活 8 年，这是 30 年前预期寿命的 2 倍（图 2.1）。

　　随着老年人数量的持续增长，创伤中心治疗的老年患者数量将增加。与年轻的类似损伤患者相比，老年患者手术后往往会有更差的预后，这在很大程度上可以归因于原有的并发症和残疾。多达 2/3 的老年人患有两种或两种以上的慢性病，根据 2013 年医疗保险生存受益人调查，30% 的非机构受益人报道表明，他们在进行一种或多种日常生活活动（ADL）时遇到困难，包括洗澡、穿衣、吃饭和在家里走动。另有 12% 报道一种或多种主动性活动（IADL）的困难，包括准备膳食、购物、理财、使用电话、做家务和服药。

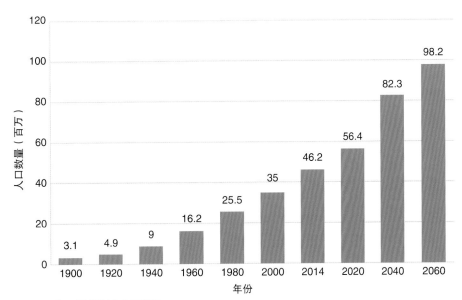

图 2.1　1900—2060 年，65 岁以上人口数量

尽管整体功能随年龄增长而下降，但老年人的健康和活动存在明显的异质性。根据 2012—2014 年国家健康访谈调查（NHS）的数据，44% 的非住院老年人健康状况良好或非常好，许多人甚至在晚年仍继续参加中等强度的体育活动。2001 年的行为危险因素监测系统调查（BRFSS）发现，根据职业、家庭和休闲时间体力活动的测量，65~74 岁的成年人中，只有 21% 不活动，34% 从事中等强度活动，18% 从事剧烈活动。在 75 岁及以上的成年人中，这一比例略低，但即使在这一年龄组中，也有 29% 的人经常从事中等强度的活动。另一项使用 2001 年 NHS 数据的研究也显示了相似的结果：26.1% 的老年人参加了有规律的轻度到中度甚至剧烈的有氧运动。参与工作是另一项活动的标志，许多老年人都有工作。美国劳工统计局（Bureau of Labor Statistics）估计，2015 年，有 880 万 65 岁及以上的美国人在工作或积极寻找工作。这占劳动力的 5.6%。无论男性和女性，在过去的 30 年中，参加劳动的老年人的比例都有所增加（男性为 16%~20%，女性为 10%）。随着人口老龄化的进程进展，这些比例可能会上升。

越来越多的证据表明，由于残疾和功能方面的趋势，第三和第四年龄阶段之间存在着显著差别。第三年龄阶段（即"年轻的老年人"）的特点是预期寿命增加，身体和精神健康状况更好，情绪和个人幸福感较高。几项纵向研究的数据表明，如今的 70 岁老人与 30 年前的 65 岁老人不相上下。一般来说，"年轻的老年人"的身体残疾（如 ADL 和 IADL 残疾）比早期的同龄人少，事实上，一些研究表明，1990—2000 年期间，整体残疾和功能限制的年下降率在 –1.52%~–0.92%。在过去 20 年中，已经步入老年的个人受益于医疗保健的进步、经济状况的改善、更好的教育和更多的心理资源。生活质量的这些改善无疑有助于整体福祉。不幸的是，这些趋势并没有持续到第四年龄阶段（即"高龄患者"）。第四年龄段的特点是普遍的痴呆症和较多的基础疾病，生理功能障碍和身体虚弱。在发达国家，平均而言当个人达到 85 岁时，就进入了第四年龄阶段。然而，这是一个以人口为基础的阈值，根据许多健康和环境因素，个人的情况可能有很大的不同。换言之，老年人能够而且确实能够保持良好的健康，并在 80 岁时功能良好。

考虑到老年人健康和功能的异质性，年龄本身并不一定是术后、预后的最佳预测因素。越来越多的证据支持使用虚弱测试来识别有不良预后风险的老年患者，这可能更好地为治疗决策提供信息。这一章讨论了虚弱测试在老年人手术中的应用。此外，本章还讨论了可用于评估老年人手术后恢复和结果的经验证的身体表现测量方法。

2.1.1 老年人的虚弱性

虚弱是一种临床状态，会导致生理储备的丧失，并使个人容易出现包括死亡在内的不良健康后果。虽然与残疾和并发症有重叠，但虚弱被认为是一种独特的临床综合征，与在最小压力下增加的虚弱性和功能损害有关。由于对临床护理的影响，重要的是筛查老年人的虚弱程度，特别是那些接受手术的老年人，因为如果存在虚弱状态，他们更有可能导致预后不良。接受手术的虚弱患者可能需要其他方法来达到护理标准。如果手术治疗有多种选择，侵袭性较小的方法可能会产生更好的结果。同样，虚弱的患者如果由一个促进手术后疼痛管理和康复的多学科团队护理，可能会做得更好。Markary 等对大约 600 例接受择期手术的老年患者的研究发现，中度虚弱的患者更有可能在术后 30 天内出现并发症（比值比 =2.06，95% CI：

1.18~3.60），更长的住院时间（延长 44%~53%），并且更有可能出院到有经验的护理机构（优势比 =3.16；95% CI：1.9）。在虚弱的患者中，疗效更差。这项研究表明，与包括美国麻醉学会（ASA）评分在内的其他常用风险指标相比，虚弱性独立地预测了结果。ASA 评分是对个人身体健康的临床评估，评分范围从 1 分（正常健康患者）到 5 分（垂死患者如果不做手术预计不能存活）。虽然这是一种在手术前评估身体状况的快速而简单的方法，但它可能无法像衡量虚弱程度那样区分老年人功能上的细微差异。事实上，几项研究已经表明，在接受手术的老年人中，衡量虚弱程度比单独使用 ASA 更能预测死亡率。

虽然没有对虚弱性评估的金标准，但两种被广泛采用的方法已经影响了一些虚弱性评估。Fried 等的开创性工作将虚弱的表型定义为至少出现 5 种表现中的 3 种：意外体重下降、虚弱、疲惫、缓慢和低活动量（表 2.1）。这个模型是基于虚弱的理论循环，该循环表明虚弱可以通过不同的途径影响多个生理系统的失调。根据这个模型，如果存在 3 个或更多这样的标准，个体被认为是虚弱的，如果满足一个或两个标准，个体就被认为是预先虚弱的。在社区居住的老年人中，即使在调整了健康、疾病、抑郁和残疾的其他指标后，虚弱的表型也与发病率、ADL 残疾、住院和死亡有关。

第二种方法是 Rockwood 提出的缺陷累积模型，该模型将虚弱定义为一个人从 70 项临床可识别的变量中获得的缺陷总数，这些变量包括并发症、残疾测量和意识改变（表 2.2）。这些项目在普通的老年评估中很常见。虚弱指数可以通过将缺陷数量相加，然后除以可能的总数来计算。例如，一个有 5 个缺陷的患者的指数得分为 $5/70 \approx 0.07$。该模型认为，缺陷积累是基础虚弱的生理储备损失的基础。在这种方法中，重要的是缺陷的数量，而不是缺陷的类型——一个人积累的缺陷越多，他们出现不利结果的风险就越高。利用加拿大健康和老龄化研究的数据，Rockwood 证明了虚弱指数与更大的死亡率和住院可能性有关。临床虚弱量表（CFS）是这项工作的扩展，它根据临床判断来测量虚弱性（表 2.3）。CFS 根据临床评估将个体归入 7 个虚弱类别，在识别高危个体方面表现与虚弱指数一样好。

2.1.2　评估接受手术的老年患者的虚弱程度

一个最近的文献系统回顾确定了 32 种独特的虚弱评估方法，这些方法已应用于接受手术的老年患者。这些工具中的一些直接来自 Fried 和 Rockwood 的方法，而另一些则结合了经过充分验证的认知、功能、并发症和残疾的测量方法。该综述确定了客观的、可行的、对这类

表 2.1　虚弱的表型

体重下降	在过去 1 年中意外减重 4.5kg 或在 60 岁时体重≤检查时体重的 90%
疲惫	在过去 1 个月中自诉疲劳、异常疲倦或虚弱
低活动量	体育活动的频率和持续时间（散步、做繁重的家务、跳舞、保龄球和锻炼）
缓慢	身高≤ 159cm，则步行 4m 耗时≥ 7s；如果身高≥ 160cm，步行 4m 耗时≥ 6s
虚弱	根据体重指数对应的握力 (kg)

表 2.2　70 项虚弱性指数中的变量列表

日常活动的变化	情绪问题	癫痫部分及复杂发作
头颈部问题	感觉悲伤、忧郁、抑郁	癫痫全身性发作
颈部肌肉张力差	情绪抑郁史	晕厥或昏厥
颈部运动迟缓、面部问题	一直疲惫	头痛
着装问题	压抑（临床印象）	脑血管问题
洗澡问题	睡眠改变	脑卒中病史
个人打扮问题	躁动	糖尿病病史
小便失禁问题	记忆改变	动脉高压
如厕问题	短期记忆障碍	外周脉搏
大便困难	长期记忆障碍	心脏问题
直肠问题	一般精神功能改变	心肌梗死
胃肠问题	认知症状出现	心律失常
烹饪问题	意识不清	充血性心力衰竭
吮吸问题	偏执狂特征	肺问题
单独外出活动障碍	与认知损害或丧失的相关病史	呼吸问题
肌肉骨骼问题	振动受损	甲状腺疾病史
四肢运动迟缓	静止震颤	皮肤问题
四肢肌张力差	体位性震颤	恶性疾病
四肢及躯干协调性差	故意震颤	乳腺问题
躯干站立姿势差	帕金森病史	腹部问题
步态不规则	退行性疾病家族史	口鼻反射存在
跌倒		手掌反射存在
		其他病史

患者群体有用的方法。符合这些标准的方法之一是电子虚弱性模型。Amrock 等提出了一个基于电子病历的模型，以近似衡量接受结直肠手术的老年患者的虚弱程度。该模型包括慢性炎症和肌萎缩的测量，这表明了与虚弱相关的生理失调。这些测量是 BMI、术前人血白蛋白、血细胞比容、血清肌酐和麻醉身体状况评分（ASAPS）。在对病历数据的回顾性评估中，研究人员发现，体重指数 <18，人血白蛋白 <3.4 μg/dL，血细胞比容 <35%，血清肌酐 >2mg/dL，ASA PS 评分Ⅳ级的患者 30 天死亡率和术后主要并发症 [即心脏骤停、心肌梗死（MI）、肺炎、肺栓塞（PE）、再插管、肾功能不全、感染、脓毒症、深静脉血栓形成（DVT）和再手术] 的风险显著增加。这项研究表明，从 EMR 中可以很容易地获得接近虚弱程度的临床措施与较差的结果相关。

表 2.3 临床虚弱量表

1. 非常健壮	健壮、活跃、精力充沛、有上进心和适应能力，这些人通常定期运动，并且是他们年龄段中最健壮的人群
2. 身体健康	没有活动性疾病，但不如第一类人健康
3. 一般，存在可治疗的并发症	与第四类相比，疾病症状得到了很好的控制
4. 明显易侵袭	虽然不依赖他人，但这些人通常抱怨自己"行动迟缓"或有疾病症状
5. 轻微脆性	在日常生活的工具性活动中对他人的依赖有限
6. 中度脆性	日常生活中的工具性和非工具性活动都需要帮助
7. 严重脆性	在日常生活活动或身患绝症时完全依赖他人

另一个有实用价值的虚弱指标是改良的虚弱指数（MFI），Rockwood 的 70 项虚弱指数被减少到 11 项，并在接受急诊普外科手术的老年患者中进行评估。之所以选择虚弱指数，是因为它适用于急性护理环境，而不像 Fry 模型那样，步速和力量不容易测量。改良后的虚弱指数包括：①糖尿病史；②充血性心力衰竭史；③高血压史；④短暂性脑缺血发作或脑血管意外史；⑤心肌梗死史；⑥周围血管病或静息痛史；⑦有神经功能缺损的脑血管意外史；⑧慢性阻塞性肺疾病或肺炎史；⑨既往经皮冠状动脉介入治疗史、心脏手术或心绞痛史；⑩感觉受损史；⑪非独立史。使用来自骨科医生国家外科质量改进计划（NSQIP）的数据，Farhat 等发现虚弱指数、死亡率和感染之间存在正相关。存在的项目越多，30 天内死亡或感染的风险就越大。在这项研究中，与年龄和 ASA 评分相比，虚弱指数是一个更强的预后预测因素。

在一项对 60 岁及 60 岁以上成年人的低能量股骨颈骨折的回顾性研究中，70 个虚弱指数项目中的 19 个被用来创建一个改良的指数（表 2.4）。这 19 个项目是根据入院记录中记录的可能性和在急诊室用于未来应用的简易性为这一患者群体选择的。研究发现，他们版本的修改后的虚弱指数与术后 1 年和 2 年的死亡率有关，死亡率随着虚弱指数得分的增加而增加。与改良虚弱指数为 4 分或更高的患者相比，后者的死亡率明显更高。对于接受手术的老年患者，在入院时获得这些信息可能会影响治疗选择。例如，骨折后第 1 年指数低于 4 分和存活率为 90% 的患者可能更加考验承受并受益于手术治疗。虚弱指数也可能改变患者的护理途径。指数较高的患者如果接受医疗服务而不是骨科服务，可能会做得更好，因为骨科治疗的重点是非阿片类药物疼痛管理、物理治疗以及与初级保健的更多互动。

虽然有许多筛查工具可以用来评估接受择期手术的老年患者的虚弱程度，但关于老年创伤患者的临床评估的信息很少。对这些患者的评估是复杂的，因为像步速这样的测试是虚弱表型的关键组成部分，在急诊手术之前完成是不可行的，而且很可能受到患者状况（即外伤）的影响。这是一个相对较新的研究领域，需要做更多的工作，以利用现有的虚弱测量方法及其组成部分建立有意义的阈值，并改进和验证适用于这一患者群体的新测量方法。同样重要的是，在骨科损伤手术治疗之前，选择容易在急性创伤环境中实施的措施也很重要。例如，两项研究评估了在接受髋部骨折修复手术的患者中使用改良后的虚弱指数的情况。评估需要对患者或患者的照顾者进行问诊，只需 5~10min 就能完成。但是管理虚弱性评估的程序将取决于所包括的项目数量，在某种程度上还取决于工作人员的专业知识。这些项目中的大多数可以直接从全面的老年评估中提取，该评估可能会作为创伤环境中的标准做法进行。在缺乏全面评估的情况下，临床医生需要将这些评估合并到他们的工作流程中，并能够对它们进行评分。认知评估的补充增加了另一层面复杂性。由 Robinson 等用与虚弱分数不同的外科专业（使用 3 项回忆和画钟任务的小型）认知评估来评估。尽管虚弱和阿尔茨海默病是紧密联系的，但认知评估很难在急诊环境下进行。虽然还有更多的工作要做来确定接受手术的患者的虚弱程度，但这些文献为评估年龄不能可靠预测结果的老年患者的功能和改善风险分层提供了基础和起点。

2.2 老年人身体功能综合评价方法的研究

功能恢复是手术后的一个重要结果，特别是在老年患者中。长期不负重会对整体恢复和功能产生有害影响。可以使用自我报告进行评估或使用体能的客观测量方法来评估功能。虽然两者的测量功能相似，但在有效性、重复性、对变化的敏感性、它们在不同人群和研究中的适用性以及它们更高水平功能的能力方面，体能测量提供了一些优于自我报告的优势。与单独使用自我报告的方法相比，与自我报告相结合的绩效评估更能预测健康结果：如在住院、死亡、健康状况下降和残疾方面。虽然在工作时间和资源（即足够的诊所空间）方面可能会招致一些额外的成本，但绩效衡量提供了一种客观的手段来量化老年人的功能。

有趣的是，在髋部骨折后的患者中，基于表现的功能测量和自我报告的功能测量在对变化的敏感度方面具有可比性。这表明，在某些情况下，例如从严重的骨科损伤中恢复，绩效测量可能会提供与自我报告不同的结果。骨折后有意义的改变可能不同于功能正常的人群中的有意义的改变。例如，一个人在骨折恢复过程中步态速度可能会有显著的改善，但考虑到他们在日常生活中重视的其他功能领域的局限性（即爬楼梯和去商店），他可能不会认为这些改善是实质性的。本节讨论的措施突出了已在老年人中广泛研究且易于在临床上实施验证的体能评估。此外，为这些措施中的一些有意义的改变建立的标准可以帮助临床医生评估治疗后的恢复进展，或会检测到临床上有意义的功能差异。

最容易评估的可能是步态速度，即个人以通常的速度步行一定距离（通常是 4~10m）。在健康的老年人中，平均步速为 0.7~0.9m/s。步速缓慢与残疾、住院和死亡率相关，即使在调整了年龄和健康状况后也是如此。其他衡量活动能力的指标包括 6M 步行测试（6MW）和计时步行测试（TUG）。6MW 测试是一种耐力测量，评估一个人在测量的道上可以走 6min 的距离。6MW 测试不仅主要用于预测心血管疾病患者的死亡率和发病率，而且还用于评估髋部骨折后的预后。平均而言，老年男性和女性在髋部骨折修复后 12 周能够步行更长的距离，而手术后仅 2 周就能步行更长的距离（251m ：121m）。这些数据来自一项随机对照试验，测试了一种药物在独立生活的老年患者中预防髋部骨折修复后肌肉萎缩的效果，这些患者在手术后 2 周至少可以部分负重。在这项研究中，6MW 测试的距离与其他步态速度指标呈正相关，与自我报告功能显著相关——能够行走更长距离的人报告的整体功能更好。正如预期的那样，行走距离受到腿部疼痛和使用辅助设备的不利影响。

　　计时步行测试（TUG）是测量一个人从椅子上站起来，走 3m，转身走回椅子，然后坐下所需的时间。它最初是作为平衡的测量，但现在被用作基本活动能力的测试，并且已经被证明可以预测老年人在多个外科专科手术后的术后发病率和死亡率。在一项对大约 200 例 65 岁及以上接受择期结直肠手术（$n=98$）和心脏手术（$n=174$）的患者的研究中，手术前 30 天内的拖延时间与一个或多个术后并发症和术后 1 年较高的死亡率显著相关。拖延时间较慢（$\geq 15s$）的人年龄较大，认知受损，日常生活活动能力障碍较多。虽然这项研究使用计时步行测试作为不良结果的筛查工具，但它也可以用来评估手术后功能的变化。

　　虽然步态速度是一个可靠的结果预测因子，但短物理性能电池（SPPB）可能提供步态速度不能提供的关于功能的额外信息。具体地说，它可能会区分功能较高、步速较快的老年人。SPPB 是老年人下肢广泛功能的有效指标，与步态速度一样，它可以独立预测残疾、死亡率和住院情况。根据个人的行走速度、站立和站立平衡的能力，对个人进行评分，范围从 0 分（最差表现）到 12 分（最好表现）。步行速度是通过测量个人以正常速度步行 2.4m 所需的时间来确定的。必要时可以使用辅助设备，为了完成座椅站立，每个人被要求从坐着的姿势站在直靠背椅子上，双臂交叉在胸前。如果可以站立，个人被要求尽可能快地连续重复 5 次，并从最初坐下到第 5 站结束时的最后站立进行计时。站立平衡测试包括串联、半串联和并排站姿。当个人移动双脚、伸手寻求平衡或在 10min 后停止计时。个人首先被要求保持半双列姿势，一只脚的脚后跟放在另一只脚的第一个脚趾的一侧。如果无法保持该姿势，则将脚并排后计时。如果个人能够保持半串联姿势，他们就会继续以完全串联的姿势保持平衡，一只脚的脚后跟正好在另一只脚的脚趾前面。对于行走速度和椅子站立，如果无法完成，就会给出 0 分，在可以完成测试的个人中，分数基于速度，其中 1 分代表最慢，4 分代表最快。为了保持平衡，根据半串联和串联站立的平衡能力进行评分（表 2.4）。如果不能保持半串联平衡至少 1s 或不能并排站立 10s，则得分为 0 分。如果个人可以保持半串联站姿 0~9s 或并排站姿 10s，则得分为 1 分。根据能够完成半串联站姿的个人的完全串联站姿的平衡时间，得分为 2~4 分。

　　表 2.5 中列出了 SPPB、多距离步态速度和 6MWT 中有意义变化的估计。第一列估计使用了居住在社区的轻度到中度活动的老年人的数据。对髋部骨折患者步态速度有意义变化的两项研究的估计总结在表的第二列和第三列。所有这三项研究都使用基于分布的方法来估计有意义的变化。这些方法使用测量的标准偏差（即步态速度和 SPPB）根据标准效果大小来估计差异。关于步态速度，报告的是对社区居住的老年人样本的估计，以及 Alley 等报告的估计。对于女性样本来说，髋部骨折后 12 个月的情况是可比的。这意味着步态速度提高至少 0.10m/s 的个体经历了临床上重要的变化。虽然在不同的老年人群体中持续报道了 0.10m/s 的变化，但应该谨慎应用。Alley 等的结果表明，当使用基于锚节点的分析方法而不是基于分布的分析方法时，髋部骨折患者的有意义的变化实际上可能要大得多。基于锚节点的方法估计了基于自我报告功能改变的有意义的改变。当使用自我报告功能的改善作为锚节点时，骨折后 1 年步态速度的有意义变化为 0.17~0.26m/s。Latham 等报道了使用了基于分布的方法类似的变化估计——髋部骨折后的前 12 周为 0.17m/s。这些估计的差异可能是由于样本（即参加防止髋部骨折后肌肉萎缩药物试验的男性和女性与参加髋部骨折后运动干预试验的老年女性）以及测量变化的时间框架（即骨折后 12 周与骨折后 1 年）的不同。Latham 还报道了 SPPB 和 6MWT 的有意义的变化，这比在社区居住的老年人中观察到的变化更大。这些结果表明，有意义的

表 2.4 改良虚弱指数

脑血管意外或短暂性脑缺血发作	充血性心力衰竭
认知受损 (阿尔茨海默病)	抑郁症
反复跌倒的病史	恶性病史
糖尿病 (饮食控制的糖尿病除外)	压疮
晕厥或昏厥病史	心脏病 (冠心病、心律失常、二尖瓣脱垂、主动脉瓣狭窄)
步行——没有辅助设备	尿失禁
步行——使用助行器或拐杖	帕金森病
不能移动或使用滑板车 / 轮椅	肾病 (急性或慢性)
精神障碍 (创伤后应激综合征、双相情感障碍、偏执狂、精神分裂症)	呼吸系统问题 (慢性阻塞性肺病、肺气肿、阻塞性睡眠呼吸暂停综合征、慢性支气管炎)
甲状腺疾病	心肌梗死病史
癫痫史	

表 2.5 基于短物理性能电池 (SPPB) 的评分

分数	步速	站立	平衡
0	不能完成	不能完成	半串联站立小于 1s 或并排站立小于 9s
1	第一级别	第一级别	半串联站立小于 0 ~ 9s 或并排站立 10s
2	第二级别	第二级别	半串联站立 10s 或全串联站立 0 ~ 2s
3	第三级别	第三级别	半串联站立 10s 或全串联站立 3 ~ 9s
4	第四级别	第四级别	半串联站立 10s 或全串联站立 10s

改变是特定于背景的，可能取决于许多因素，包括感兴趣的人群以及个人对其功能和局限性的看法（表 2.6）。

除了步态和平衡之外，肌肉力量的评估也是整体功能评估的重要组成部分。肌肉无力不仅影响活动，而且它也是死亡率的独立预测因素。下肢等速力量的测量需要使用连接在标准椅子上的应变计测功机来测量膝关节伸展力量。患者坐在椅子上，臀部与椅背保持 90°，膝关节屈曲 70°~80°。测功机一端的固定钩连接到椅子的横梁上，另一端的带子位于脚踝上方。个人被指示伸展膝盖，并尽可能用力地推到带子上。并以力矩单位 N·m 为单位测量扭矩。老年女性和老年男性下肢力量下降的年平均值分别为 2.8% 和 3.6%，其中老年下降更为明显。髋部骨折后，下肢伸展力量可能很难测量。但是，使用手持测力计的握力与骨折后的结果相关，可以作为下肢力量的替代。一项对近 200 名女性的研究表明，髋部骨折后康复的前 3 天内测

表 2.6　物理表现测量有意义的差异（使用基于分布的估计）

	社区居住的老年人	髋部骨折后的老年人	
	Perera 等 [a]	Latham 等 [b]	Alley 等 [c]
3m 步速			
小的有意义的改变	0.05m/s	没有评估	没有评估
中度的有意义的改变	0.10m/s		
10m 步速			
小的有意义的改变	0.05m/s	没有评估	没有评估
中度的有意义的改变	0.10m/s		
4m 步速			
小的有意义的改变	0.05m/s	—	0.03m/s
中度的有意义的改变	0.10m/s	0.17m/s	0.09m/s
SPPB			
小的有意义的改变	0.5 分	—	没有评估
中度的有意义的改变	1 分	3.42 分	
6min 行走距离			
小的有意义的改变	20m	—	没有评估
中度的有意义的改变	50m	53.51m	

[a] 数据来自 3 个不同的来源，包括为期 3 个月的家庭力量训练计划的双臂随机试验，预测老年人表现 (PEP) 研究，这是一项针对社区老年人的前瞻性观察队列研究，以及脑卒中康复试验 (REHAB)，这是对 100 例脑卒中患者进行为期 3 个月的治疗性锻炼计划的双臂随机试验

[b] 老年人参加了一项为期 24 周的随机试验，研究药物用于治疗单侧髋部骨折康复患者中的肌肉萎缩

[c] 参加 Baltimore 髋关节研究 (BHS) 第四和第五队列的老年女性

量到的更强的握力与骨折后持续 6 个月的康复结束时的残疾较少相关。更高的握力值也与从康复中 TUG 的更快时间相关。另一项研究表明，在骨折后 12 个月的过程中，握力的变化与自我报告的活动能力的变化是相一致的。由于改善骨折后的肌肉力量是大多数骨折后康复计划的目标，握力提供了一种相对容易的测量力量变化的可行方法。

2.3　结论

随着人口老龄化，创伤中心将治疗更多的老年人。考虑到老年人之间的异质性，对于识别手术结果不佳的患者来说，虚弱程度的测量可能是比实际年龄更好的功能指标。对虚弱程度的筛查可以更好地为治疗决策提供信息，并有可能改善手术后的护理。受伤后的恢复和治疗可以通过客观的体能测试来衡量。经过充分验证的措施已经在老年人群中建立了临床上有意义的差异，这些差异对于评估康复和比较不同手术治疗的有效性是有用的。

参考文献

[1] Administration on Aging, Administration for Community Living, and U.S. Department of Health and Human Services. A profile of older americans: 2015. http://www.aoa.acl.gov/ aging_statistics/profile/index.aspx. Updated 2016. Accessed 11/8/2016, 2016.

[2] Vaupel JW. Trajectories of mortality at advanced ages. In: Wachter KW, Finch CE, editors. Between zeus and the salmon: THe BIodemography of longevity. Washington: National Academy of Sciences; 1997. p. 17–37.

[3] Parekh AK, Goodman RA, Gordon C, Koh HK, HHS Interagency Workgroup on Multiple Chronic Conditions. Managing multiple chronic conditions: a strategic framework for improv- ing health outcomes and quality of life. Public Health Rep. 2011;126(4):460–471.

[4] Macera CA, Ham SA, Yore MM, et al. Prevalence of physical activity in the United States: behavioral risk factor surveillance system, 2001. Prev Chronic Dis. 2005;2(2):A17.

[5] Kruger J, Carlson SA, Buchner D. How active are older Americans? Prev Chronic Dis. 2007;4(3):A53.

[6] Baltes PB, Smith J. New frontiers in the future of aging: from successful aging of the young old to the dilemmas of the fourth age. Gerontology. 2003;49(2):123–135.

[7] Freedman VA, Martin LG, Schoeni RF. Recent trends in disability and functioning among older adults in the United States: a systematic review. JAMA. 2002;288(24):3137–3146.

[8] Morley JE, Vellas B, van Kan GA, et al. Frailty consensus: a call to action. J Am Med Dir Assoc. 2013;14(6):392–397.

[9] Makary MA, Segev DL, Pronovost PJ, et al. Frailty as a predictor of surgical outcomes in older patients. J Am Coll Surg. 2010;210(6):901–908.

[10] American Society of Anesthesiologists. ASA physical status classification system. https:// www.asahq.org/resources/clinical-information/asa-physical-status-classification-system. Updated 2014. Accessed 11/8/2016, 2016.

[11] Krishnan M, Beck S, Havelock W, Eeles E, Hubbard RE, Johansen A. Predicting outcome after hip fracture: using a frailty index to integrate comprehensive geriatric assessment results. Age Ageing. 2014;43(1):122–126.

[12] Kim SW, Han HS, Jung HW, et al. Multidimensional frailty score for the prediction of postop- erative mortality risk. JAMA Surg. 2014;149(7):633–640.

[13] Farhat JS, Velanovich V, Falvo AJ, et al. Are the frail destined to fail? Frailty index as predictor of surgical morbidity and mortality in the elderly. J Trauma Acute Care Surg. 2012;72(6):1526– 30; discussion 1530–1531

[14] Fried LP, Tangen CM, Walston J, et al. Frailty in older adults: evidence for a phenotype. J Gerontol A Biol Sci Med Sci. 2001;56(3):M146–156.

[15] Bandeen-Roche K, Xue QL, Ferrucci L, et al. Phenotype of frailty: characterization in the women's health and aging studies. J Gerontol A Biol Sci Med Sci. 2006;61(3):262–266.

[16] Boyd CM, Darer J, Boult C, Fried LP, Boult L, Wu AW. Clinical practice guidelines and qual- ity of care for older patients with multiple comorbid diseases: implications for pay for perfor- mance. JAMA. 2005;294(6):716–724.

[17] Woods NF, LaCroix AZ, Gray SL, et al. Frailty: emergence and consequences in women aged 65 and older in the women's health initiative observational study. J Am Geriatr Soc. 2005;53(8):1321–1330.

[18] Rockwood K, Mitnitski A. Frailty defined by deficit accumulation and geriatric medicine defined by frailty. Clin Geriatr Med. 2011;27(1):17–26.

[19] Rockwood K, Song X, MacKnight C, et al. A global clinical measure of fitness and frailty in elderly people. CMAJ.

2005;173(5):489–495.

[20] McDonald VS, Thompson KA, Lewis PR, Sise CB, Sise MJ, Shackford SR. Frailty in trauma: a systematic review of the surgical literature for clinical assessment tools. J Trauma Acute Care Surg. 2016;80(5):824–834.

[21] Amrock LG, Neuman MD, Lin HM, Deiner S. Can routine preoperative data predict adverse outcomes in the elderly? Development and validation of a simple risk model incorporating a chart-derived frailty score. J Am Coll Surg. 2014;219(4):684–694.

[22] Patel KV, Brennan KL, Brennan ML, Jupiter DC, Shar A, Davis ML. Association of a modified frailty index with mortality after femoral neck fracture in patients aged 60 years and older. Clin Orthop Relat Res. 2014;472(3):1010–1017.

[23] Dwyer JG, Reynoso JF, Seevers GA, et al. Assessing preoperative frailty utilizing validated geriatric mortality calculators and their association with postoperative hip fracture mortality risk. Geriatr Orthop Surg Rehabil. 2014;5(3):109–115.

[24] Robinson TN, Wu DS, Pointer L, Dunn CL, Cleveland JC Jr, Moss M. Simple frailty score pre- dicts postoperative complications across surgical specialties. Am J Surg. 2013;206(4):544–550.

[25] Coker RH, Hays NP, Williams RH, Wolfe RR, Evans WJ. Bed rest promotes reductions in walking speed, functional parameters, and aerobic fitness in older, healthy adults. J Gerontol A Biol Sci Med Sci. 2015;70(1):91–96.

[26] Guralnik JM, Simonsick EM, Ferrucci L, et al. A short physical performance battery assessing lower extremity function: association with self-reported disability and prediction of mortality and nursing home admission. J Gerontol. 1994;49(2):M85–94.

[27] Studenski S, Perera S, Wallace D, et al. Physical performance measures in the clinical setting.J Am Geriatr Soc. 2003;51(3):314–322.

[28] Latham NK, Mehta V, Nguyen AM, et al. Performance-based or self-report measures of physi- cal function: which should be used in clinical trials of hip fracture patients? Arch Phys Med Rehabil. 2008;89(11):2146–2155.

[29] Studenski S, Perera S, Patel K, et al. Gait speed and survival in older adults. JAMA.2011;305(1):50–58.

[30] Guralnik JM, Ferrucci L, Pieper CF, et al. Lower extremity function and subsequent disability: consistency across studies, predictive models, and value of gait speed alone compared with the short physical performance battery. J Gerontol A Biol Sci Med Sci. 2000;55(4):M221–231.

[31] Cesari M, Kritchevsky SB, Penninx BW, et al. Prognostic value of usual gait speed in well- functioning older people – results from the health, aging and body composition study. J Am Geriatr Soc. 2005;53(10):1675–1680.

[32] Perera S, Studenski S, Chandler JM, Guralnik JM. Magnitude and patterns of decline in health and function in 1 year affect subsequent 5-year survival. J Gerontol A Biol Sci Med Sci. 2005;60(7):894–900.

[33] Steffen TM, Hacker TA, Mollinger L. Age- and gender-related test performance in community- dwelling elderly people: six-minute walk test, berg balance scale, timed up & go test, and gait speeds. Phys Ther. 2002;82(2):128–137.

[34] Mathias S, Nayak US, Isaacs B. Balance in elderly patients: the "get-up and go" test. Arch Phys Med Rehabil. 1986;67(6):387–389.

[35] Podsiadlo D, Richardson S. The timed "up & go": a test of basic functional mobility for frail elderly persons. J Am Geriatr Soc. 1991;39(2):142–148.

[36] Robinson TN, Wu DS, Sauaia A, et al. Slower walking speed forecasts increased postopera- tive morbidity and 1-year mortality across surgical specialties. Ann Surg. 2013;258(4):582–8; discussion 588–590.

[37] Perera S, Mody SH, Woodman RC, Studenski SA. Meaningful change and responsiveness in common physical performance measures in older adults. J Am Geriatr Soc. 2006;54(5):743–749.

[38] Alley DE, Hicks GE, Shardell M, et al. Meaningful improvement in gait speed in hip fracture recovery. J Am Geriatr Soc. 2011;59(9):1650–1657.

[39] Palombaro KM, Craik RL, Mangione KK, Tomlinson JD. Determining meaningful changes in gait speed after hip fracture. Phys Ther. 2006;86(6):809–816.

[40] Cohen J. Statistical power analysis for teh behavioral sciences. 2nd ed. Hillsdale: L. Erlbaum Associates; 1988.

[41] Manini TM, Visser M, Won-Park S, et al. Knee extension strength cutpoints for maintaining mobility. J Am Geriatr Soc. 2007;55(3):451–457.

[42] Laukkanen P, Heikkinen E, Kauppinen M. Muscle strength and mobility as predictors of sur- vival in 75-84-year-old people. Age Ageing. 1995;24(6):468–473.

[43] Rantanen T, Harris T, Leveille SG, et al. Muscle strength and body mass index as long- term predictors of mortality in initially healthy men. J Gerontol A Biol Sci Med Sci. 2000;55(3):M168–M173.

[44] Harris T. Muscle mass and strength: relation to function in population studies. J Nutr.1997;127(5 Suppl):1004S–1006S.

[45] Goodpaster BH, Park SW, Harris TB, et al. The loss of skeletal muscle strength, mass, and quality in older adults: the health, aging and body composition study. J Gerontol A Biol Sci Med Sci. 2006;61(10):1059–1064.

[46] Di Monaco M, Castiglioni C, De Toma E, Gardin L, Giordano S, Tappero R. Handgrip strength is an independent predictor of functional outcome in hip-fracture women: a prospective study with 6-month follow-up. Medicine (Baltimore). 2015;94(6):e542.

[47] Visser M, Harris TB, Fox KM, et al. Change in muscle mass and muscle strength after a hip frac- ture: relationship to mobility recovery. J Gerontol A Biol Sci Med Sci. 2000;55(8):M434–440.

第 3 章　老年髋臼骨折的非手术治疗

Mariano E. Menendez，Scott P. Ryan

3.1　简介

治疗老年群体髋臼骨折最好的方法尚存在争议。如今，患者的寿命更长，享受更加有活力的生活方式。因此，老年患者不应该被年龄定义，应该更多地考虑生理因素。医生应当认识到那些经常徒步或者打网球的 70 岁的患者与那些合并多种内科疾病的 60 岁的患者是不同的，对于日常活动他们都需要他人协助。其次，考虑到骨折类型、日常活动水平和内科并发症，老年人群髋臼骨折需要个体化的治疗方案。

很多骨科医生认为对于老年移位性髋臼骨折非手术治疗会导致不良的预后。但是，研究报道认为这些结论明显存在缺陷，因为他们缺乏髋臼功能结果数据的支持、随访时间短、应用了过时的治疗方式，比如持续牵引或外固定架。所以，不能因此得出结论：老年移位性髋臼骨折非手术治疗会导致越来越差的预后。老年患者非手术治疗移位性髋臼骨折的疗效可能比以前认为的要好。

虽然许多研究已经验证了年轻患者稳定（无应力）和不稳定的髋臼骨折的非手术治疗结果，但没有对移位的老年髋臼骨折行非手术治疗早期运动治疗的功能结果研究报道。老年患者非手术治疗移位性髋臼骨折的疗效可能比以往认为的要好。

出于非手术治疗导致不良结果的认识，许多骨科医生认为手术固定是好的治疗选择。事实上，并没有多少的研究报道证实在老年患者群体中手术固定具有良好结果，正如 Helfet 和其他研究者证实的那样。

手术选择包括经皮内固定、切开复位内固定、一期全髋关节置换术（无论是否同时进行切开复位内固定）。每种手术治疗方式最终都有其优缺点。经皮内固定的支持者认为其优点是减少了失血和感染风险，同时为早期活动减轻疼痛。经皮内固定也可以保留骨量，为将来可能的髋关节置换术做准备。使用经皮方式复位移位性骨折是可能的，但需要有经验的骨科医生和专门的术中夹钳。它主要的目标是稳定力线，以减轻疼痛和减少早期活动，但有可能会造成非解剖复位。切开复位内固定的支持者认为应用这种方法在大多数患者可以获得良好的效果。然而，切开复位内固定的适应证之一是因为非手术治疗后效果不佳，而这种结果可能不是真实准确的。此外，对于骨质量差的和粉碎性的骨折，复位及维持复位极其困难。伴有后方不稳定和后壁或股骨头嵌顿的骨折类型术后出现关节炎症状的风险很高。支持一期全髋关节置换术的人认为，无论柱是否稳定，其益处包括可立即负重和消除术后出现关节炎症状的二次手术的需要。

由肢体损伤研究协会（METRC）对 80 岁以上的患者进行的多中心回顾性研究表明，那些髋部匹配性好的、后方没有受累的骨折更易采取非手术治疗。然而，非手术治疗老年移位性髋臼骨折合并髋关节不匹配也是可能的。本章的主要目的是回顾哪些骨折可以非手术治疗，描述如何治疗和随访接受该方案的患者，并比较老年人移位髋臼骨折手术和非手术治疗的疗效。

3.2　适合非手术治疗的骨折类型

老年人移位性髋臼骨折的非手术治疗指征包括股骨头、髋臼匹配性良好的中心型移位（图 3.1），但即使是移位严重的髋臼骨折也可采取非手术治疗。

后壁不稳定的骨折是非手术治疗的禁忌证，如后壁骨折伴脱位。后壁不稳定不能像中心型移位髋臼骨折那样被接受。这可能是因为中心移位型骨折在愈合时与受伤时影像学表现相同（图 3.2），而后壁不稳定型更容易移位。

3.3　老年髋臼骨折患者的检查方法

老年髋臼骨折的影像学检查与年轻人群相同。标准正位、髂位和闭孔斜位 X 线片应在急诊科完善。CT 检查也被推荐用于更好地评估骨质量和其他相关损伤，比如股骨头压缩可能影响治疗方式。由于老年人骨质的减少，骨折类型可能与 Letournel 和 Judet 所描述的不同。根据 X 线片是可以确定骨折类型而选择非手术治疗，但是需要更多的信息来确定最终的治疗方

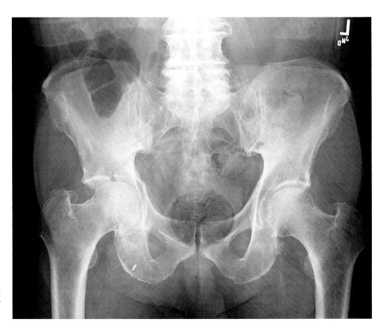

图 3.1　84 岁女性，髋臼骨折后骨盆正位 X 线片，髋臼顶压缩，股骨头内移

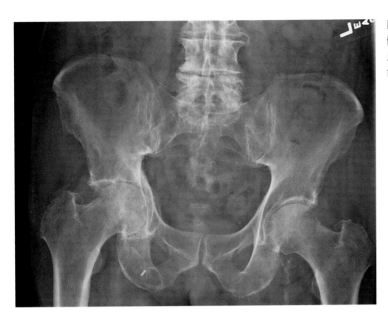

图 3.2　骨盆正位 X 线片显示伤后 2 年，髋臼骨折愈合，股骨头内移未改变。该患者的 WOMAC 评分为 2 分，髋关节功能良好

案。在行 CT 检查之前，采用股骨远端牵引和股骨近端侧方牵引的复位操作是有益的。在进行复位操作或增加骨骼牵引后，也需要拍摄骨盆正位 X 线片。

　　与老年髋部骨折患者一样，如果患者要进行手术固定，建议进行医疗会诊评估以获得风险分级，因为该风险会帮助确定治疗方案。例如，如果骨折需要扩大或双入路，但患者不能耐受长时间麻醉或失血，非手术治疗可能是最佳治疗选择。

3.4　作者推荐的非手术治疗方法

　　当骨科医生、患者和（或）家属在确定治疗方案后，最根本的治疗目标就是控制疼痛和早期活动。如果决定非手术治疗，应当取掉之前的骨牵引架，因为长时间牵引是不可接受的治疗形式。无论是移位骨折还是非移位骨折，都需要早期进行活动，这可以避免卧床的并发症。医疗机构或老年病服务机构可以帮助指导疼痛管理方案，以尽量减少麻醉和谵妄的风险。患者被要求对患肢进行足趾接触负重，负重的进展主要取决于患者的症状、自身的耐受程度。第一次随访应在伤后 2 周进行，行 X 线片（正位和 Judet 位）检查以评估进一步的移位情况。然而，第一次临床随访的主要目的是确定非手术治疗患者的耐受度。对于那些仍不能活动并有明显疼痛的患者，我们很有理由施行内固定术、关节成形术或两者合并的手术方式。可以活动且疼痛得到良好控制的患者可以继续接受非手术治疗。无移位或微小移位性骨折的患者在受伤后 4 周就能提前负重，而移位性骨折最早在受伤后 6~8 周能负重。这似乎违反常规，因为大多数接受髋臼骨折固定治疗的患者在 8~12 周内限制了负重，但非手术治疗的老年人群是不同的。这种认识建立在患者可耐受程度的基础上，当骨折愈合时，患者通常会自己提高负重。老年患者往往难以达到部分负重，在负重时，应从足趾接触负重到用助行器可耐受的保护负重。复查 X 线片（正位和 Judet 位）应在伤后第 6 周进行，然后在伤后第 12、第 26 和第 52 周再次进行。骨质疏松的患者粉碎性或移位性的髋臼骨折愈合是困难的，腹股沟疼痛可能是由尚未完全愈合的骨折、有症状的关节炎或两者共同引起的。尽管如此，临床症状是决定老年髋臼骨折治疗方法的评判标准，而不是影像学结果。在随访的影像学检查中，疼痛的改善、骨折部位的骨痂化，以及股骨头的稳定，这些都是愈合的迹象。在这个患者群体中获得长期的随访是困难的，如果患者 1 年后情况良好，他们会遵医嘱进行随访。

使用预防血栓形成的药物也至关重要。从髋关节骨折和关节置换术的文献推断，药物预防至少需要持续 1 个月，也可延期到患者恢复活动。抗凝剂的种类由主治的骨科医生决定。很多与这种损伤类型相关的老年患者伤前使用华法林或其他类型的抗凝剂，如果采取非手术治疗，这些药物可以继续使用，只要在入院时进行完整的血常规计数检查，就可以从基线抗凝剂水平来观察骨折引起的出血情况。

在移位性骨折中，由于股骨头中心移位导致肢体缩短，患者应接纳这种下肢短缩的结果，这可以很容易通过增加鞋垫来纠正。另外，患者可能会出现髋关节僵硬，治疗后可能需要使用助行器。

3.5　结果

关于老年髋臼骨折非手术治疗的疼痛和功能康复等临床结果尚未发表，尽管影像学结果不佳，但初步数据尚可。在这一患者群体中，客观检查（比如，影像学检查）往往与症状和残疾程度无关。患者对自身症状和残疾程度的测评结果越来越被重视。一项回顾性研究了 27 例 60 岁以上的患者非手术治疗移位性髋臼骨折的报道，大多数患者获得了超出预期的良好预后，结果测量使用的是西安大略大学和麦克马斯特大学骨关节炎指数（WOMAC）和 SF-8 评分（一种与健康相关的生活质量工具）。WOMAC 广泛用于评估与髋关节骨性关节炎相关的疼痛、僵硬和机体功能活动。然而，由于非手术治疗的患者往往年龄较大，需求较低，因此在这一人群中存在选择偏差。另一项对 29 例 65 岁以上患者的回顾性研究发现，与接受切开复位内固定治疗的患者（$n=14$）相比，接受非手术治疗的患者（$n=15$）更早地恢复了伤前行走状态。

在讨论老年患者非手术治疗结果时经常引用的一些较老的研究，但这些研究并没有使用现代功能预后评价结果，并且研究使用了过时的治疗方法。Spencer 回顾了 25 例老年髋臼骨折患者的非手术治疗结果，发现近 1/3 的患者治疗结果是不可接受的。然而，报道的确切结果还不清楚。此外，因为 X 线片资料不完整，医生难以评估骨折的类型，其中 9 例患者接受了牵引治疗。Matta 等对 64 例移位性髋臼骨折进行了研究，其中 21 例采用长时间牵引术进行非手术治疗，结果发现 21 例中有 12 例（51%）临床疗效不佳。医生也没有对 50 岁以上的患者的结果进行特别的分析，也没有具体说明这组（老年组）患者的非手术治疗的比率。此外，所使用的临床结果是一种未经验证的改良评分系统，而该评分系统最初用于评估髋关节假体置换手术。有趣的是，Ruesch 等在 1994 年的一项研究中得出结论，手术治疗髋臼骨折的效果优于非手术治疗。但是，这项研究只包括接受手术治疗的患者。基于这些研究，我们还不能得出这样的结论：老年移位性髋臼骨折患者非手术治疗的临床疗效较差。

对于髋臼骨折，我们有许多理由选择内固定的手术方式以减轻患者疼痛。然而，手术组与非手术组早期疼痛评分的比较尚未有报道。手术固定的基本理念是减轻疼痛，降低疼痛水平可能改善下肢活动，从而降低死亡率。最近一项包括 454 例来自美国 3 个一级创伤中心的患者的回顾性研究表明，在控制了患者因素（如伴随疾病的负荷）和骨折特征（如骨折类型）

后，手术治疗和非手术治疗后的 1 年死亡率无显著差异。这一发现与之前较小的研究相矛盾，之前的研究存在证据不足，缺乏使用 Cox 比例风险模型进行生存分析等高级统计的问题。

Schnaser 等表明，在年龄大于 60 岁的髋臼骨折患者中，与接受全髋关节置换术的对照组患者相比，那些最初接受手术治疗（n=91）或非手术治疗（n=80），后接受全髋关节置换术的患者，他们的功能预后较差（肌肉骨骼功能评估得分较高，Harris 髋关节得分较低）。但是，与手术组（15%）相比，尽管非手术组年龄更大（73 岁：69 岁；P<0.05），非手术组的全髋关节置换术翻修率较低（3.8%）。目前尚不清楚与非手术治疗后延迟全髋关节置换术相比，髋臼骨折手术固定后行全髋关节置换术是否能改善预后。

3.6　结论

老年人群移位性髋臼骨折的治疗存在争议，手术和非手术治疗都有其优缺点。治疗方案应根据患者因素和骨折特点进行个体化选择。由于缺乏关于当前的非手术治疗的功能结果的大数据，我们不能断定非手术治疗效果很差。实际上，早期的证据表明，在年老体弱的移位性髋臼骨折患者中，非手术治疗可能在功能预后和死亡率有更好的结果相关性，这与接受手术固定的年轻健康患者的情况类似。未来对于这种老年群体的髋臼骨折治疗的前瞻性研究应该包括一个非手术组，因为结果可能不像以前认为的那么不理想。

参考文献

[1] Archdeacon MT, Kazemi N, Collinge C, Budde B, Schnell S. Treatment of protrusio fractures of the acetabulum in patients 70 years and older. J Orthop Trauma. 2013;27:256–261.

[2] Boraiah S, Ragsdale M, Achor T, Zelicof S, Asprinio DE. Open reduction internal fixa- tion and primary total hip arthroplasty of selected acetabular fractures. J Orthop Trauma. 2009;23:243–248.

[3] Borg T, Berg P, Larsson S. Quality of life after operative fixation of displaced acetabular frac- tures. J Orthop Trauma. 2012;26:445–450.

[4] Carroll EA, Huber FG, Goldman AT, Virkus WW, Pagenkopf E, Lorich DG, Helfet DL. Treatment of acetabular fractures in an older population. J Orthop Trauma. 2010;24:637–644.

[5] Cornell CN. Management of acetabular fractures in the elderly patient. HSS J. 2005;1:25–30.

[6] Forster R, Stewart M. Anticoagulants (extended duration) for prevention of venous thrombo- embolism following total hip or knee replacement or hip fracture repair. Cochrane Database Syst Rev. 2016;3:CD004179.

[7] Gary JL, Lefaivre KA, Gerold F, Hay MT, Reinert CM, Starr AJ. Survivorship of the native hip joint after percutaneous repair of acetabular fractures in the elderly. Injury. 2011;42:1144–1151.

[8] Gary JL, Paryavi E, Gibbons SD, Weaver MJ, Morgan JH, Ryan SP, Starr AJ, O'Toole RV. Effect of surgical treatment on mortality after acetabular fracture in the elderly: a multi- center study of 454 patients. J Orthop Trauma. 2015;29:202–208.

[9] Gary JL, VanHal M, Gibbons SD, Reinert CM, Starr AJ. Functional outcomes in elderly patients with acetabular fractures treated with minimally invasive reduction and percutaneous fixation. J Orthop Trauma. 2012;26:278–283.

[10] Helfet DL, Borrelli J Jr, DiPasquale T, Sanders R. Stabilization of acetabular fractures in elderly patients. J Bone Joint Surg Am. 1992;74:753–765.

[11] Jeffcoat DM, Carroll EA, Huber FG, Goldman AT, Miller AN, Lorich DG, Helfet DL. Operative treatment of acetabular fractures in an older population through a limited ilioinguinal approach. J Orthop Trauma. 2012;26:284–289.

[12] Judet R, Judet J, Letournel E. Fractures of the acetabulum: classification and surgical approaches for open reduction. Preliminary Report. J Bone Joint Surg Am. 1964;46:1615–1646.

[13] Lin C, Caron J, Schmidt AH, Torchia M, Templeman D. Functional outcomes after total hip arthroplasty for the acute management of acetabular fractures: 1- to 14-year follow-up. J Orthop Trauma. 2015;29:151–159.

[14] Lucas J, Chako AT, Rodriguez EK, Appleton P. Comparison of outcomes of operative versus nonoperative treatment of acetabular fracures in the elderly and severely comorbid patient. Boston: Annual Meeting of the Orthopaedic Trauma Association; 2008.

[15] Manson T, Schmidt AH. Acetabular fractures in the elderly: a critical analysis review. JBJS Rev. 2016;4.

[16] Manson TT, Reider L, O'Toole RV, Scharfstein DO, Tornetta P 3rd, Gary JL, Major Extremity Trauma Research C. Variation in treatment of displaced geriatric acetabular fractures among 15 level-I trauma centers. J Orthop Trauma. 2016;30:457–462.

[17] Matta JM, Anderson LM, Epstein HC, Hendricks P. Fractures of the acetabulum. A retrospec- tive analysis. Clin Orthop Relat Res. 1986:230–240.

[18] Mears DC. Surgical treatment of acetabular fractures in elderly patients with osteoporotic bone. J Am Acad Orthop Surg. 1999;7:128–141.

[19] Mears DC, Velyvis JH. Acute total hip arthroplasty for selected displaced acetabular fractures: two to twelve-year results. J Bone Joint Surg Am. 2002;84-A:1–9.

[20] Mouhsine E, Garofalo R, Borens O, Wettstein M, Blanc CH, Fischer JF, Moretti B, Leyvraz PF. Percutaneous retrograde screwing for stabilisation of acetabular fractures. Injury. 2005;36:1330–1336.

[21] Pagenkopf E, Grose A, Partal G, Helfet DL. Acetabular fractures in the elderly: treatment recommendations. HSS J. 2006;2:161–171.

[22] Rickman M, Young J, Trompeter A, Pearce R, Hamilton M. Managing acetabular fractures in the elderly with fixation and primary arthroplasty: aiming for early weightbearing. Clin Orthop Relat Res. 2014;472:3375–3382.

[23] Ruesch PD, Holdener H, Ciaramitaro M, Mast JW. A prospective study of surgically treated acetabular fractures. Clin Orthop Relat Res. 1994:38–46.

[24] Ryan S, Manson TT, Lebrun CT, Nascone JW, Sciadini MF, Castillo RC, O'Toole RV. Functional outcomes of nonoperative treatment of geriatric acetabular fractures meeting operative criteria. San Antonio: Annual Meeting of the Orthopaedic Trauma Association; 2011.

[25] Schnaser E, Scarcella NR, Vallier HA. Acetabular fractures converted to total hip arthroplas- ties in the elderly: how does function compare to primary total hip arthroplasty? J Orthop Trauma. 2014;28:694–699.

[26] Sen RK, Veerappa LA. Long-term outcome of conservatively managed displaced acetabular fractures. J Trauma. 2009;67:155–9.

[27] Spencer RF. Acetabular fractures in older patients. J Bone Joint Surg Br. 1989;71:774–776.

[28] Tile M. Fractures of the acetabulum. Orthop Clin North Am. 1980;11:481–506.

[29] Tornetta P 3rd. Non-operative management of acetabular fractures. The use of dynamic stress views. J Bone Joint Surg Br. 1999;81:67–70.

[30] Tornetta P 3rd. Displaced acetabular fractures: indications for operative and nonoperative management. J Am Acad Orthop Surg. 2001;9:18–28.

第 4 章　老年患者后壁和后柱骨折切开复位内固定

Marcus Sciadini, David Potter

4.1　简介

髋臼的解剖结构包括髂骨、坐骨和耻骨。髋臼由前柱和后柱组成，后柱由上部分髂骨前方和下方坐骨组成，前柱由髂骨前半部延伸至耻骨联合构成。这些柱结合部形成臼顶，即承重部分。关节窝连接股骨头并将轴向重量转移到骨盆身体重心。

髋臼骨折会导致关节不匹配，髋臼骨折通常为高能量损伤。髋臼骨折在骨折发病率较低。根据目前的文献报道，在美国，每年 10 万人中有 37 人发生骨盆骨折，其中 10% 涉及髋臼。在所有髋臼骨折中，后壁受累最为常见。

手术复位和固定的结果差异很大，根据 Moed 等的报道，11% 的患者手术治疗后壁骨折存在不良结果，其他结果不良率为 20%~30%。

4.2　影像学评估

最初的影像学评估应该从标准的正位 X 线片开始（图 4.1）。此外，为了更好地观察后柱和（或）后壁，必须获得闭孔斜位和髂斜位视图。后柱骨折在髂骨斜位上能更好地观察和评估，而后壁骨折在闭孔斜位上能更好地观察和评估（图 4.2，图 4.3）。明确了 6 个 X 线片标志（髂耻线、髂坐线、X 线泪滴、髋臼前 / 后壁和髋臼顶 / 穹隆）可以帮助鉴别髋臼骨折类型。

CT 骨盆成像技术将提供一个全面的评估，显示无移位骨折线，骨折移位程度、关节内压缩、嵌顿的骨折片，这些可能在标准的 X 线片上显示不明显（图 4.4~ 图 4.6）。

老年患者很少出现后柱和（或）后壁骨折，最常见的是前柱和（或）前壁骨折或前柱后半横形骨折。

4.3　适应证和禁忌证

髋臼负重部位外的已同心性复位的骨折、关节匹配性骨折、再匹配的骨折、后壁受累小于 20%，以及关节内移小于 2mm 的骨折均可能适用于非手术治疗。密切的临床和影像学监测

图 4.1 骨盆正位 X 线片，箭头指向移位的右侧后壁

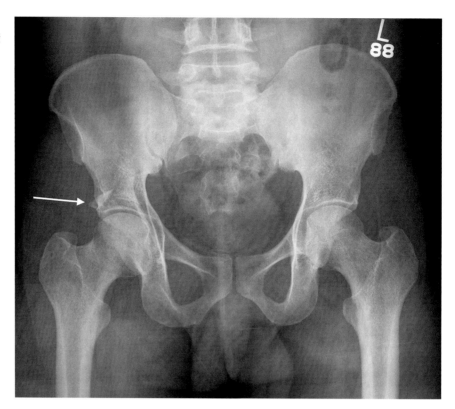

图 4.2 右侧髂斜位的三维成像，箭头指向移位的后柱骨折

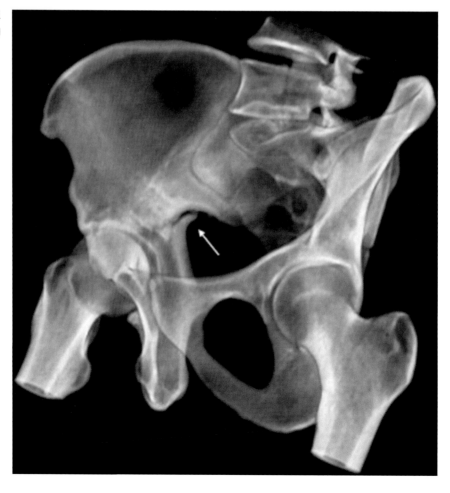

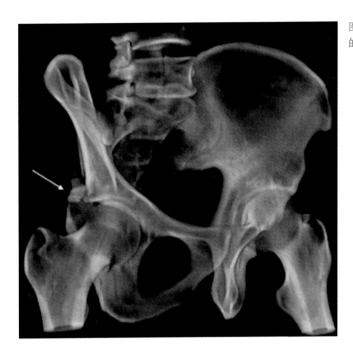

图 4.3　右闭孔斜位的三维成像，箭头指向移位的后壁骨折

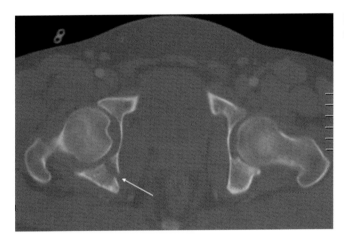

图 4.4　骨盆轴位 CT 显示右侧髋臼骨折，箭头指向移位的后柱骨折线

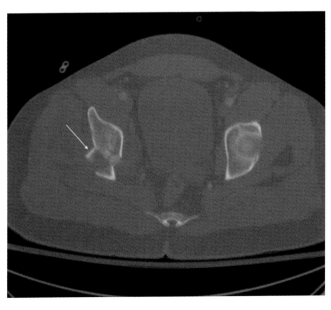

图 4.5　骨盆轴位 CT 显示右侧髋臼骨折，箭头指向移位的后壁骨折

图 4.6　CT 三维重建显示右侧后柱骨折移位及后壁骨折片

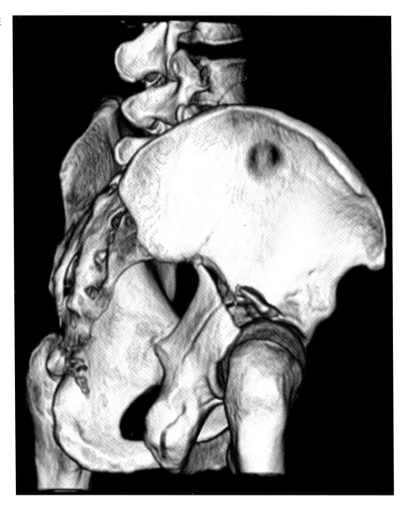

对非手术治疗这些损伤是至关重要的，以确保骨盆有足够的关节稳定性，整体立线，以及患者功能。

手术治疗的目的是通过恢复关节表面的解剖立线，使患者能早期活动，延迟或预防创伤后关节炎的发生。髋臼骨折伴股骨头半脱位或脱位是手术治疗的绝对指征。骨折类型、残留碎片、关节面移位大于 2mm 导致关节不匹配，是髋臼骨折手术治疗的相对适应证。

4.4　体位摆放及手术铺单

后壁和后柱最常用的手术入路是 Kocher-Langenbeck 入路。根据骨科医生的习惯，患者可以患侧朝上侧卧位或俯卧位。侧卧位可方便在必要时使用股骨转子截骨术并可选择是否行髋关节外科脱位术以增加暴露，且不需要专门的手术台。俯卧位的优点是重力辅助复位，特别是后柱骨折、横形骨折和"T"形骨折，减轻了肢体的重量，减轻了骨折的变形力。

在我们医院，侧卧位是首选的体位摆放方法。利用可透视手术台，用一个沙袋和腋窝滚轮将患髋向上置于侧卧位。标准的大洞巾铺在防水洞巾上。注意确保手术视野，包括髂后上棘的后内侧、乳头线的上方及会阴，不包括肛门除非无菌防水洞巾覆盖保护。必要时剪掉毛发，用医用酒精擦拭皮肤。同侧下肢需要消毒放入术野，常规外科原则用酒精消毒皮肤。脚通常用防水足套包裹到膝以上。一旦放置无菌的洞巾，皮肤和手术区域就会被一个封闭的、有黏性的手术贴膜覆盖。下肢准备好放入手术区域以允许髋部有足够的活动范围，既减少了手术操作难度，又缓解了坐骨神经的紧张。

4.5　手术入路

Kocher-Langenbeck 入路提供了通往坐骨大切迹的完整通道，从而到达后柱和后壁。切口从髂后上棘后方约 5cm 处开始，向大转子方向弯曲，并沿股骨远侧中外侧延伸。锐性分离和电刀切开至髂胫束和臀大肌筋膜，臀大肌筋膜与皮肤切口同向分离。髂胫束在矢状面分割的合适位置是通过在后方触诊臀肌止点来确定的。钝性向上利用臀大肌内的自然肌纤维分离近端。

向下解剖到短外旋肌，即可暴露坐骨神经。坐骨神经最常见的位置在股方肌的后方。神经与梨状肌的关系是可变不恒定的。梨状肌与后柱非常接近，可能被骨折移位所破坏，因此并不总是可靠的标志。梨状肌肌腱的位置已经确定，同时也确定了双孖肌和股方肌之间的距离。在这个间隔内，是下孖肌、闭孔内肌和上孖肌的三头肌腱。肌腱更多地位于这个间隔的深部，几乎与髋后关节囊粘连。注意将三头肌和梨状肌作为独立的结构进行分离，以便进行标记和松解。作者推荐的方法是断开肌腱尽可能地靠近插入点，并在闭合时用可吸收单丝缝合修复，通过钻孔进行修补是没有必要的。

现在已牵开的梨状肌可用于引导坐骨大切迹的暴露。臀小肌通常被从关节囊断端和髋臼后上表面切除，因为它通常被外伤和手术入路严重破坏，可能会限制骨折部位的显露，当残留在原位时常会被认为导致术后异位骨化形成。随着闭孔内肌腹向坐骨小切迹的方向伸展，很容易接触到后柱的尾端。

通过这个入路，可以暴露到后柱至坐骨结节、后壁和髋臼上段后方。骨折复位和固定细节如后所示。

固定后，对不能存活的软组织进行额外的清创，并注意受损的肌肉会促进术后异位骨化的形成。在引流管上分层关闭切口包括修复三头肌和梨状肌肌腱，按其在进入时保留的残端止点缝合。然后用可吸收线缝合臀肌筋膜和髂胫束。根据骨科医生的喜好，这种缝合可以以连续或间断的方式进行。皮下和真皮下层用可吸收缝线缝合。根据皮肤条件和合并症情况，关闭切口可用不可吸收的缝线或皮钉。

4.6　复位和固定

一旦术区充分暴露，软组织得到清理，通过剥离骨膜、去除骨折血肿和碎片，仔细显露皮质和松质骨骨折边缘，以便评估复位情况。撑开股骨头增大髋臼间隙来清除骨软骨碎片和其他骨折碎片，利用有限的空间直接显露关节骨折线，评估股骨头的骨软骨损伤。从股骨近端外侧可向股骨头方向打入带螺纹的 Shanz 针，并附加一个 "T" 形手柄，用于垂直和外侧牵引。如果患者处于俯卧位，重力的作用将股骨头拉进骨盆或减小后柱移位。

　　一旦骨折部位充分暴露、术区准备清理完成，就可以按流程进行复位。根据骨折情况、骨折的位置和范围，可以在后柱复位之前或之后处理边缘压缩。可使用 Shanz 针复位后柱移位，将 Shanz 针置于坐骨结节以纠正移位的骨折块，使用 Jungbluth 钳经骨折线两边的螺钉实现多维控制，放置小型或大型骨钳或骨盆复位钳或使用以上的任意组合实现复位。边缘压缩的骨折的准确复位取决于股骨头相对的髋臼复位后的匹配关系，因为复位的股骨头可充当骨软骨碎片复位的模板。可以通过骨刀来抬高关节内的压缩骨折片，如果压缩骨折片的大小允许，可以使用小直径的光滑克氏针进行临时固定，利用移植骨及骨折片内微型螺钉进行最终固定。如前所述，柱、边缘压缩和壁的复位顺序会随着骨折形态的不同而不同。

　　一旦柱复位，如果存在足够的角度，则需要使用拉力螺钉固定（图 4.7）。这通常需要移除临时夹钳，方便后壁复位和固定。如果拉力螺钉固定不可靠，临时的小钢板固定可以帮助去除钳夹。

　　在对后柱进行复位和临时或最终固定后，处理后壁骨折。重要的是在手术时保留粉碎性后壁骨折的关节外皮质骨碎片，因为它们在最后可用于评估的整体复位情况。后壁的复位是基于关节外皮质骨。如果后壁碎片或碎片不能解剖复位，则应考虑和纠正关节内骨折复位不良导致轻微髋关节侧方半脱位和（或）柱复位不良的可能性。一旦解剖复位后壁，可采用光滑克氏针和拉力螺钉进行临时固定。应始终注意确保螺钉不进入髋关节，并且必须通过术中 X 线透视来确认螺钉关节外的放置。小骨块拉力螺钉固定是我们的首选，因为它能够固定小的壁骨折片，而且有较低的螺帽轮廓，便于随后放置后壁支撑板。

　　应由钢板来完成最终的固定，钢板的典型放置是沿后柱的后侧面延伸，它可以被放置在远至坐骨结节，到近至骨折固定所需的必要地方，以在柱的骨折的任何一边实现 2~3 枚螺钉的固定。支撑后壁的钢板应位于后柱板的前方，通常从坐骨结节延伸至髋臼上髂骨（图 4.8，图 4.9）。

图 4.7　骨盆正位 X 线片显示右侧髋臼后壁后柱骨折切开复位内固定术后随访 1 年。"*"代表拉力螺钉

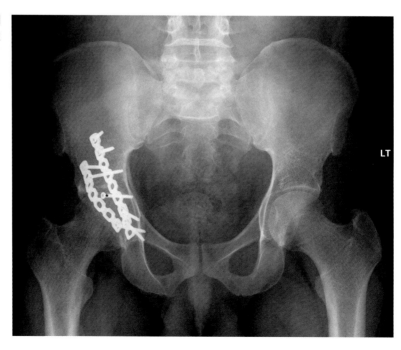

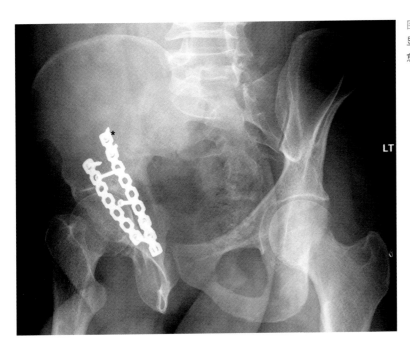

图 4.8　术后 1 年髂骨斜位 X 线片，显示右侧后柱经切开复位内固定后愈合。"*"表示后柱钢板

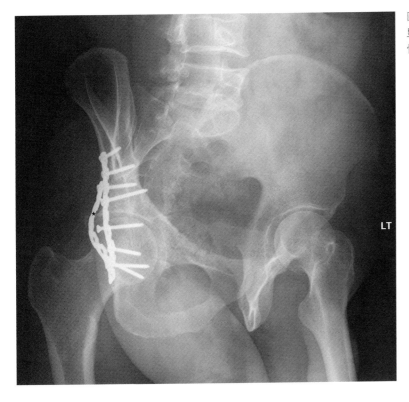

图 4.9　术后 1 年闭孔斜位 X 线片，显示经切开复位内固定后右侧后壁骨折愈合。"*"表示后壁支撑钢板

4.7　术后管理

　　术后 8~12 周患者可在患侧做足底支撑。除非受到其他疾病或损伤的限制，患者可开始接受物理治疗，包括步法训练、股四头肌和外展肌强化以及髋部活动范围的锻炼。在充分的固定后，髋关节保护措施是很少需要的。术后 8~12 周开始逐渐负重，但这取决于骨折形态和患

者的骨质量。我们通常在术后48h内以单剂量外部辐射的方式预防异位骨化，但是这种做法引起了越来越多的争议。许多骨科医生现在认为，如果在术中充分切除坏死的肌肉，就没有必要进行预防。在我们的实践中，如果患者有禁忌证或不能在规定的时间窗内获得预防性的辐射剂量，我们建议口服14天吲哚美辛来预防异位骨化。

参考文献

[1] Judet R, Judet J, Letournel E. Fractures of the acetabulum: classification and surgical approaches for open reduction. Preliminary Report. J Bone Joint Surg Am. 1964;46:1615–1646.

[2] Letournel E. Acetabulum fractures: classification and management. Clin Orthop Relat Res. 1980;(151):81–106.

[3] Mauffrey C, Hao J, Cuellar DO 3rd, Herbert B, Chen X, Liu B, et al. The epidemiology and injury patterns of acetabular fractures: are the USA and China comparable? Clin Orthop Relat Res. 2014;472(11):3332–3337.

[4] Kreder HJ, Rozen N, Borkhoff CM, Laflamme YG, McKee MD, Schemitsch EH, et al. Determinants of functional outcome after simple and complex acetabular fractures involving the posterior wall. J Bone Joint Surg Br. 2006;88(6):776–782.

[5] Brumback RJ, Holt ES, McBride MS, Poka A, Bathon GH, Burgess AR. Acetabular depres- sion fracture accompanying posterior fracture dislocation of the hip. J Orthop Trauma. 1990;4(1):42–48.

[6] Matta JM. Fractures of the acetabulum: accuracy of reduction and clinical results in patients managed operatively within three weeks after the injury. J Bone Joint Surg Am. 1996;78(11):1632–1645.

[7] Moed BR, Carr SE, Watson JT. Open reduction and internal fixation of posterior wall fractures of the acetabulum. Clin Orthop Relat Res. 2000;377:57–67.

[8] Moed BR, WillsonCarr SE, Watson JT. Results of operative treatment of fractures of the pos- terior wall of the acetabulum. J Bone Joint Surg Am. 2002;84-A(5):752–758.

[9] Helfet DL, Borrelli J Jr, DiPasquale T, Sanders R. Stabilization of acetabular fractures in elderly patients. J Bone Joint Surg Am. 1992;74(5):753–765.

[10] Spencer RF. Acetabular fractures in older patients. J Bone Joint Surg Br. 1989;71(5):774–776.

[11] Heeg M, Oostvogel HJ, Klasen HJ. Conservative treatment of acetabular fractures: the role of the weight-bearing dome and anatomic reduction in the ultimate results. J Trauma. 1987;27(5):555–559.

[12] Babinski MA, Machado FA, Costa WS. A rare variation in the high division of the sciatic nerve surrounding the superior gemellus muscle. Eur J Morphol. 2003;41(1):41–42.

第5章　经有限髂腹股沟入路切开复位内固定治疗髋臼前方骨折

David L. Helfet,Gele B. Moloney

5.1　简介

最早由 Letournel 在 20 世纪 60 年代提出的髂腹股沟入路，可以对髋臼前柱和骶髂关节进行显露，并可经此入路对四面体和后柱进行触摸和放置复位钳。经典的髂腹股沟包括 3 个窗：髂腰肌和股神经外侧为第一窗，股神经（外侧）与髂外血管（内侧）之间为第二窗，髂外血管内侧为第三窗。

对于大部分骨折类型，仅利用外侧两窗就可以达到满意的复位效果，同时减少失血和手术时间。

有限髂腹股沟入路可用于处理好几种骨折类型，包括前柱骨折、前壁骨折、前方 + 后半横形骨折，以及双柱骨折。然而，并不是所有的情况都能在不增加暴露的情况下得到解决，因此术前计划是至关重要的。禁忌证包括前方骨折延伸至耻骨支远端的骨折、骨折累及耻骨联合或对侧耻骨、坐骨支，这些情况需要更多的内侧暴露来充分复位。

5.2　术前准备

患者在可透视的手术床上取仰卧位。保证患侧可进行透视，髋关节屈曲有助于放松髋关节前方的软组织。麻醉必须根据患者的情况而定，但通常包括硬膜外麻醉和全身麻醉。肌松是成功的关键。患者需要插入导尿管，并且术前必须准备红细胞。我们常规使用低血压麻醉来限制出血使术野清晰。此外，需要常规进行电生理监测。C 臂放置在非手术侧，在手术开始前确保能透视 X 线正位和 Judet 位。

5.3　手术技术：暴露

医生站在患者患侧，沿髂嵴前半段至髂前上棘水平做弧形皮肤切口，切口朝向耻骨联合上方 2 指。

识别腹外斜肌腱膜。首先打开外侧窗，利用腹外斜肌起始部和外展肌之间的无血管平面

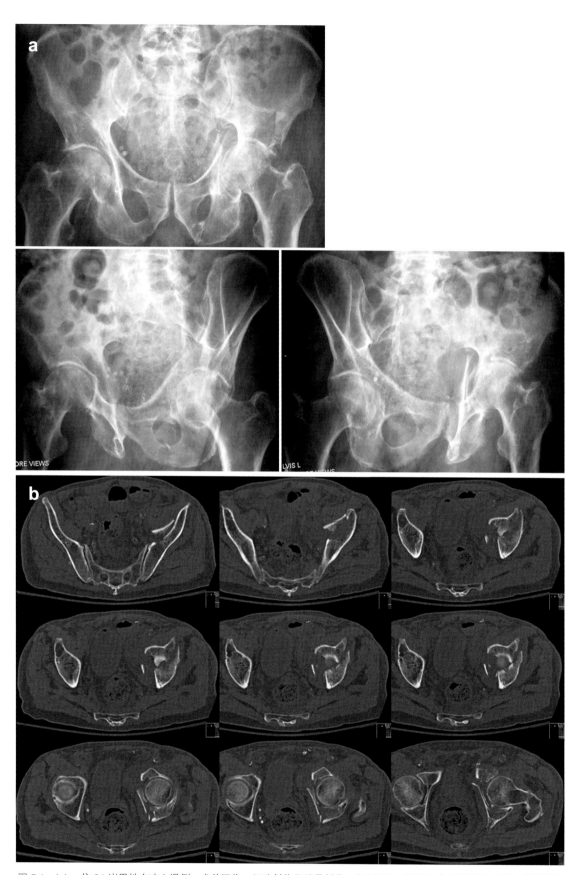

图 5.1 (a) 一位 91 岁男性在冰上滑倒。术前正位、闭孔斜位和髂骨斜位 (从上往下，逆时针方向)X 线片显示左侧前柱伴后半横形髋臼骨折；(b)CT 图像进一步显示骨折形态和粉碎程度

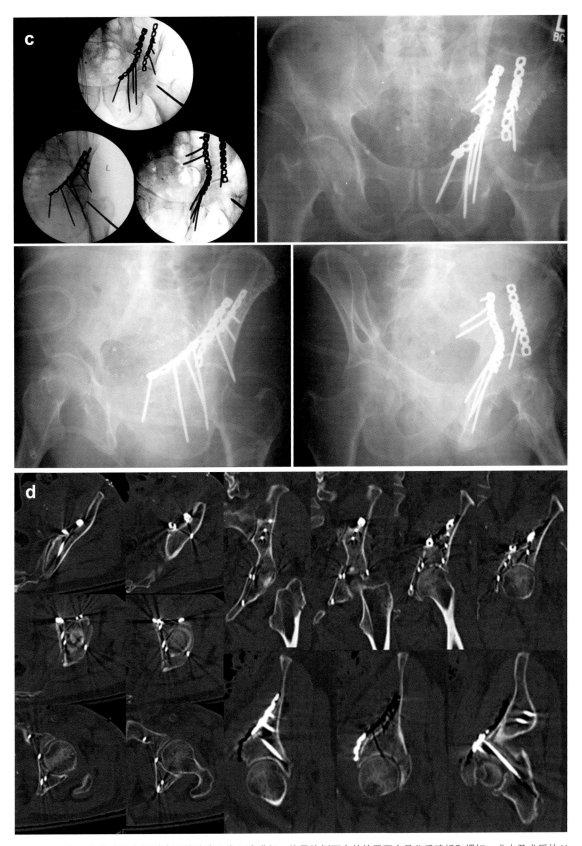

图 5.1 (c) 切开复位内固定通过有限的髂腹股沟入路进行，使用外侧两窗并放置两个骨盆重建板和螺钉。术中及术后的 X 线片显示良好的复位及内固定放置；(d) 术后 CT 图像再次确定复位和关节外钢板放置

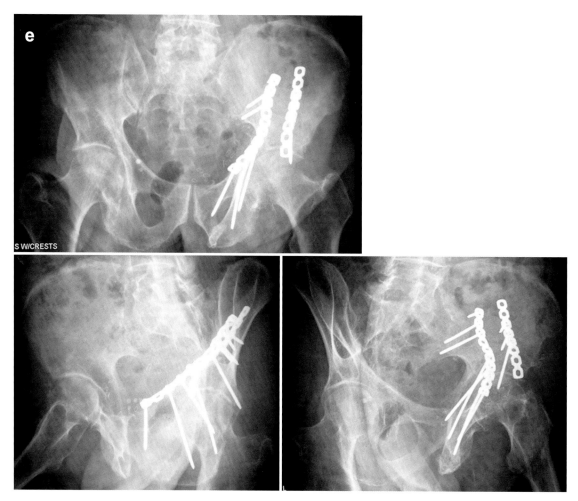

图 5.1　(e) 术后 6 周 X 线片显示骨折复位良好，无移位，骨折处见早期愈合

进入髂嵴。在年龄较大的患者中，腹外斜肌常常覆于髂嵴之上，必须在头侧和内侧进行分离，以确定合适的间隙。这个分离需使用电刀，从髂前上棘近端开始沿着髂嵴的轮廓向后延伸。然后在骨膜下将髂肌从髂窝剥离。营养动脉常沿髂窝走行。必要时，这种剥离可延伸至骶髂关节。当暴露完成后，髂窝用纱垫填塞，然后进行中间窗的暴露。

　　了解腹股沟区的解剖结构对安全地打开第二窗至关重要。腹股沟管内包括男性的精索，女性的圆韧带以及髂腹股沟神经。它的前界是腹外斜肌腱膜，下界是腹股沟韧带，后界是腹横肌。

　　髂耻筋膜是覆盖在髂腰肌上的一个增厚的筋膜，用来分离真、假骨盆。髂耻筋膜外侧为髂腰肌、股神经和股外侧皮神经。髂耻筋膜内侧为血管腔，由髂外动脉、静脉和淋巴管组成。

　　从髂前上棘远端开始朝向腹股沟管外环，在距腹股沟韧带 5~10mm 处锐性切开腹外斜肌腱膜。在腹外斜肌腱膜的内侧留置一根缝线，以防止回缩。腹外斜肌腱膜下方可以用 Allis 钳牵拉来显露联合肌腱，联合肌腱由腹横筋膜和腹内斜肌腱膜组成。现在腹股沟管的内容物暴露出来了。然后切开联合肌腱，确保留下腹股沟韧带的边缘供以后修复。应注意保护股外侧皮神经（LCFN），该神经位于联合肌腱深层，平均位于髂前上棘内侧 20mm 处。

　　现在必须分离髂耻筋膜。在外侧，髂腰肌和股神经从髂耻筋膜钝性剥离。在内侧，识别

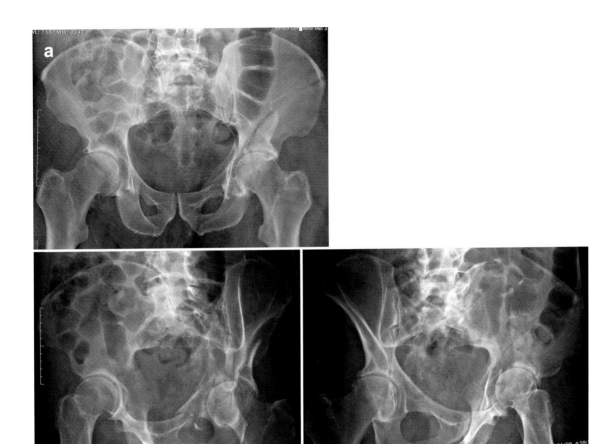

图 5.2　(a) 这名 52 岁男子是一起车祸中的司机。术前正位、闭孔斜位和髂骨斜位（从上往下，逆时针方向）X 线片显示左侧前柱伴后半横形髋臼骨折伴关节粉碎和边缘压缩

髂外血管和淋巴管并小心地从髂耻筋膜剥离。髂外血管的小分支可穿入髂耻筋膜，应予以识别和结扎。游离髂耻筋膜下至髂耻隆起，后至骨盆缘，联通真、假骨盆。

引流管放置于血管和淋巴管周围。应注意保持血管和淋巴管在一起，以减少损伤淋巴系统的机会，从而减少术后下肢肿胀。在髂腰肌和股神经周围单独放置引流。

在第二窗，如果存在死亡冠，即髂外系统和闭孔系统之间的耻骨后血管连接，应予以结扎。

现在可以沿着四面体和后柱向下继续骨膜下剥离显露骨折碎片。

5.4　手术技术：复位和固定

复位顺序取决于骨折类型。老年髋臼骨折通常以前柱移位、伴畸形的四面体骨折和边缘压缩为特征，复位固定通常按图中顺序进行（图 5.1，图 5.2 ）。

标准复位技术可以用来解决前柱移位。对于高位前柱骨折，可以在髂嵴水平通过点式复位钳复位。在髂骨上放置 Farabeuf 钳或在髂前上棘放置 Schanz 钉可以帮助纠正外旋畸形，使用一个骨盆边缘的顶棒帮助控制旋转。然后用钢板或螺钉维持柱的复位。近端骨折线的解剖复位至关重要，因为任何复位不良都会在关节面放大。低位前柱损伤可以使用类似于下面讨

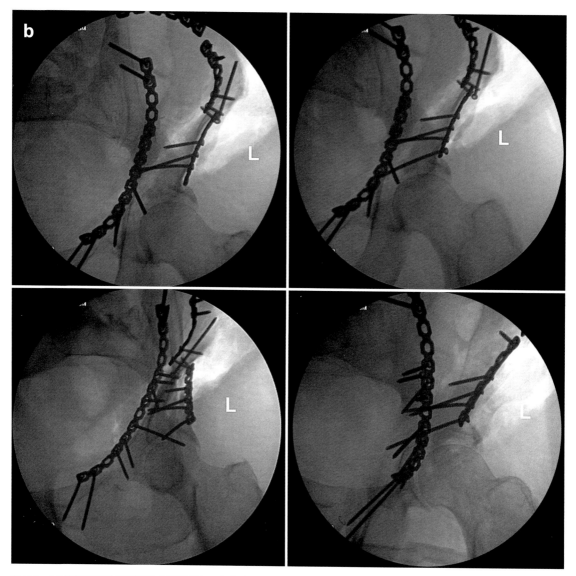

图 5.2 (b) 通过有限的髂腹股沟入路进行切开复位内固定，使用外侧两窗并放置多个骨盆重建钢板和螺钉，从髂嵴方向的骨折开始复位固定。术中 X 线透视确定良好的复位和内固定放置。同时，在髂骨斜位上确认内固定物位于关节外

论的四面体复位技术来复位。

为了防止内侧再移位，四面体复位是必要的。在股骨颈和股骨头放置的 Schanz 针的牵拉将提供向远端和侧方的力，以帮助修复四面体的畸形。通过外侧窗或中间窗进入四面体。通常，不对称复位钳的长齿是通过中间窗放置在四面体表面上。短齿通过棘间切迹放置于髂骨外板，提供复位所需的侧方力量。短齿也可以通过外侧窗放置在前柱上。

一旦骨折复位，从前柱沿四面体向后柱植入螺钉，此螺钉常穿过髋臼窝，在维持复位和预防畸形方面是可靠的。螺钉通常通过骨盆缘钢板放置，但也可以单独放置。利用髂骨斜位图像引导植入，并验证位于关节外。螺钉通过髋臼窝是可以接受的，而且通常是必要的。长度 3.5mm 的皮质骨螺钉在髋臼下方但在闭孔上方常常是可行的，并能提供良好的固定。

术前 CT 必须仔细评估，因为并非所有的四面体骨折都是这种类型。具体来说，骨折片可能太薄而不能植入螺钉，也可能折端太靠前，这样穿过碎片的螺钉就不会达到后柱。在这些情况下，前方骨盆内入路可能是有用的。

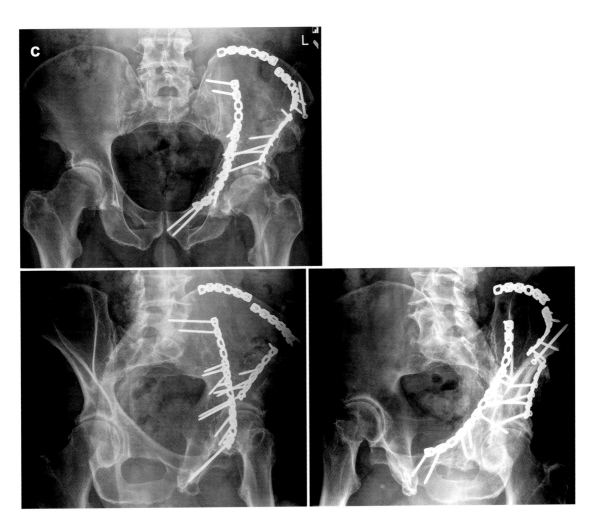

图 5.2　(c) 术后 30 个月的 X 线片显示髋臼骨折在维持复位和固定的情况下愈合并出现了异位骨化 (Brooker Ⅱ级)

一旦柱和四面体复位，注意力转向处理边缘压缩，如果存在，通常位于臼顶前内侧。通过中间窗，可以建立一个皮质窗口来进入压缩部位。以股骨头为模板，通过骨填塞的方式复位压缩。骨缺损用同种异体骨填塞，并从髂骨外板植入髋臼上方区域的支撑螺钉。

术后 CT 检查可用于评估复位质量，验证螺钉是否在关节外。当术后 CT 显示螺钉穿透了髋臼窝时，就要仔细评估。如果感觉螺钉有接触股骨头并发展为创伤性关节炎的风险，那么可以在开始负重之前取出螺钉。

5.5　结论

（1）老年髋臼骨折的固定必须考虑到他们的生理特点。

（2）使用髂腹股沟入路的外侧两个窗口可以成功复位和固定多数老年髋臼骨折，与完整的髂腹股沟入路相比，失血更少，手术时间更短。

（3）术前需要通过详细的计划来确定手术入路。

（4）复位骨折突起和臼顶压缩非常重要，通常可以通过髂腹股沟入路的外侧两窗来完成。

参考文献

[1] Letournel E. The treatment of acetabular fractures through the ilioinguinal approach. Clin Orthop Relat Res. 1993;292:62–76.

[2] Letournel E, Judet R. Fractures of the acetabulum, vol. 2. Heidelberg: Springer; 1993.

[3] Judet R, Judet J, Letournel E. Fractures of the acetabulum: classification and surgical approaches or open reduction. Preliminary report. J Bone Joint Surg Am. 1964;46:1615–1646.

[4] Jeffcoat DM, Carroll EA, Huber FG, Goldman AT, Miller AN, Lorich DG, et al. Operative treatment of acetabular fractures in an older population through a limited ilioinguinal approach. J Orthop Trauma. 2012;26(5):284–289.

[5] Ebraheim NA, Lu J, Biyani A. Anatomic considerations of the principal nutrient foramen and artery on internal surface of the ilium. Surg Radiol Anat. 1997;19(4):237–239.

[6] Kottmeier S, Farcy J, Baruch H. The ilioinguinal approach to acetabular fracture management. Oper Tech Orthop. 1993;3(1):60–70.

[7] Hospodar P, Ashman E, Traub J. Anatomic study of the lateral femoral cutaneous nerve with respect to the ilioinguinal surgical dissection. J Orthop Trauma. 1999;13(3):207–211.

[8] Matta J. Operative treatment of acetabular fractures through the ilioinguinal approach. A 10 year perspective. Clin Orthop Relat Res. 1994;305:10–9.

[9] Teague D, Graney D, Routt ML Jr. Retropubic vascular hazards of the iliioinguinal exposure: a cadaveric and clnical study. J Orthop Trauma. 1996;10(3):156–159.

[10] Carroll EA, Huber FG, Goldman AT, Virkus WW, Pagenkopf E, Lorich DG, et al. Treatment of acetabular fractures in an older population. J Orthop Trauma. 2010;24(10):637–644.

第 6 章　经有限髂腹股沟入路切开复位内固定治疗髋臼前方骨折

Brendan R. Southam，Michael T. Archdeacon

6.1　简介

　　老年髋臼骨折常常由低能量损伤引起，在老年人群中更容易发生，因为这一人群中骨质疏松的发生率越来越高。从站立高度跌倒会导致患者侧身着地，力量直接作用于大转子，通常导致股骨颈或股骨转子间骨折。如果没有发生这种情况，前内侧的力量可能导致髋臼骨折。值得注意的是，此种损伤也可能由高能量损伤引起，因为患者寿命增长，并在晚年保持更活跃的生活方式。在老年人中，髋臼骨折往往表现为前柱骨折、四面体骨折合并臼顶压缩。多种影像学表现与切开复位内固定后的预后不良有关，包括股骨头撞击引起的髋臼上内侧压缩骨折（海鸥征）、股骨头压缩骨折、后壁骨折和髋关节脱位。本章重点讨论两种手术难度较大的骨折类型：臼顶压缩骨折和四边体粉碎性骨折。

6.2　臼顶压缩骨折

　　臼顶上内侧压缩是由于股骨头撞击髋臼而引起的。在一系列 60 岁以上的髋臼骨折患者中，Ferguson 等观察到在所有前方骨折类型中臼顶压缩占 40.4%。Anglen 等在 10 例老年重度骨质疏松患者中识别出臼顶压缩骨折造成的"海鸥征"通过标准髂腹股沟入路治疗时，可出现复位丢失和内固定失效。考虑到臼顶压缩骨折是老年患者预后不良的危险因素，通过适当的技术来恢复关节面的平整是非常必要的。

6.2.1　术前评估

　　充分液体复苏后，术前评估包括病史和体格检查，重点评估神经血管状况。影像学评估也至关重要，包括标准的正位和两张 Judet 位（闭孔斜位和髂骨斜位）X 线片，以及同侧股骨的正位 X 线片。骨盆的 CT 轴向扫描可获得额外的视图。对于这些特殊的骨折类型，矢状面和冠状面 CT 重建会很有帮助。判断压缩的部分是否作为单独的骨折与前柱分离，或者压缩是否是真正的软骨下压缩，还是一个小的前柱骨折块累及关节软骨（图 6.1，图 6.2）。我们所有的患者在术前都接受了医疗咨询服务和术前麻醉评估。患者常规进行平向骨牵引，并在物

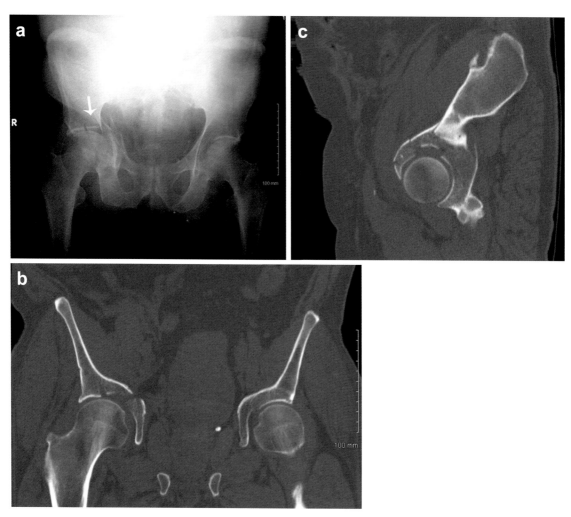

图 6.1　(a) 术前正位 X 线片显示前柱伴后半横形骨折合并臼顶压缩骨折。箭头显示臼顶压缩部位；(b) 同一患者的冠状位 CT 检查显示臼顶压缩骨折；(c) 同一患者的矢状位 CT 检查显示臼顶压缩骨折

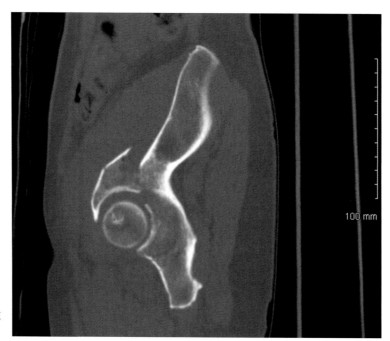

图 6.2　矢状位 CT 检查显示小的前柱骨折累及软骨下骨

理和化学方面预防深静脉血栓形成。

6.2.2　手术技术

患者以仰卧位躺在可透视手术床上，或能提供侧方髋关节牵引的手术床上。全身麻醉后静脉注射抗生素。所有的骨性突起都用衬垫保护。骨盆前方、侧腹部和同侧下肢进行消毒。同侧的膝关节弯曲放置在一个支撑物上，以放松髂腰肌和髂血管，使暴露更容易。采用 Cole 和 Bolhofner 描述的改良 Stoppa 入路或 Sagi 描述的骨盆前方入路（AIP）暴露并处理对侧骨折。

这种暴露的几个因素得益于更深入的讨论。首先，腹直肌止点必须从耻骨上充分剥离。其止点可延伸到整个耻骨前表面，因此彻底地剥离可将腹直肌向外侧牵拉，从而改善暴露。理想情况下，腹直肌可从耻骨结节完全剥离，从而允许 Hohmann 拉钩或 AIP 专用耻骨结节拉钩置于耻骨结节之上（图 6.3）。髂耻筋膜必须从骨盆缘剥离，然后沿耻骨支后表面和前柱进行骨膜下剥离，以便充分显露骨折，同时小心辨认死亡冠并结扎。这是典型的髂外系统和闭孔系统之间的静脉吻合，但有时也可能是动脉吻合。我们使用血管钳结扎，因为使用电刀可能导致大出血。此时，可以通过髋臼前唇上方放置一个 Hohmann 拉钩或 AIP 专用拉钩，进一步牵开髂腰肌。接着从髂窝拉开髂腰肌，并在邻近骶髂关节的髂窝处放置拉钩。

其余的剥离沿四面体表面和后柱进行。彻底地松解闭孔神经和血管可以增加这部分的暴露。特别是对闭孔神经血管束周围的骨膜袖进行细致的剥离，可以更好地牵开这些结构。一旦神经血管束从闭孔牵开，这个骨膜袖就可以切除。这种策略结合骨膜下剥离闭孔内肌将增加后柱和四面体的暴露。将拉钩放置于坐骨棘或坐骨大切迹或坐骨小切迹内，更容易进行暴露。

一旦获得足够的暴露，一个 6mm 的 Schanz 针经皮植入同侧股骨颈，并通过透视确保正确放置（图 6.4）。这样可以在股骨近端进行侧方牵引，从而缓解了股骨头中心的畸形。所施加的牵引力将有助于股骨头复位，从而以股骨头为模板进行压缩的复位。随后从骨折处清除骨

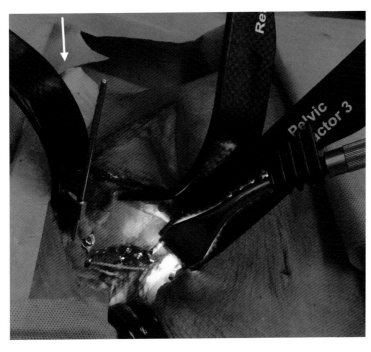

图 6.3　髋臼前方入路的图片。箭头表示放置的耻骨结节拉钩

图 6.4　正位片显示 6mm 的 Schanz 针平行股骨颈经皮植入，然后可以通过股骨近端侧方牵引来纠正畸形，从而达到复位的目的

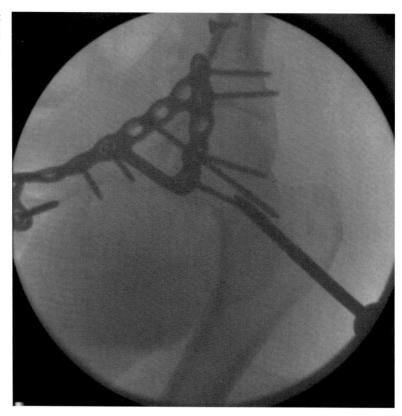

折碎片和血肿，一旦完全暴露，AIP 入路有助于进入臼顶上内测的压缩部位。后方软骨下压缩可与上内侧压缩同时发生或单独发生（图 6.5，图 6.6）。如果存在后方压缩，则从前路进入要困难得多。

以我们的经验，上内侧压缩最容易通过打开骨折的前柱部分来直接或间接地进入压缩部位。作为邻近部位，骨折的四面体也可以打开来到达压缩部位。这通常强调对压缩部位和股骨头的直视。值得注意的是，四面体骨折和臼顶压缩骨折在老年患者通常同时发生。在这种情况下，我们倾向于先解决臼顶压缩骨折，然后再复位四面体骨折。

前柱截骨术也可用于处理臼顶压缩骨折。这在前柱骨折非常大的情况下是特别有用的，但这种操作是不容易完成的。截骨术在骨盆缘（髂耻线）进行，以进入臼顶压缩部位（图 6.7）。为了达到这个目的，在与前柱骨折线相连的骨盆边缘的矩形部分预先钻孔并用锋利骨刀截骨。这个区域的骨头很结实，并在修复臼顶压缩后易于修复。然而，在可能的情况下，通过骨折区域复位臼顶压缩是首选的治疗方式。

如前所述，将股骨头恢复到解剖位置对于复位臼顶压缩至关重要，因为股骨头可以作为复位模板。此外，这是在 X 线透视下完成的，同时仔细调整作用于髋部的侧方牵引力并调整位置，直到达到解剖位置（图 6.8）。通过在骨折线或截骨部位使用骨撬、骨刀和打压器来复位臼顶边缘压缩。为了防止复位工具破坏关节面，在骨撬和软骨面之间应该预留足够的空间（图 6.9）。在复位过程中，需要透视来确定复位工具的位置，并需要多个方位来验证。一旦复位工具放置在合适的位置，就用它将完整的骨质撬起，迫使压缩骨质向股骨头复位，从而复位关节面。有时，这可以通过骨折的裂缝直接看到。我们发现，为了达到适当的复位，常常需要进行多次尝试。Collinge 等认为，对于骨质疏松症患者，应努力做到一次或两次复位，因为

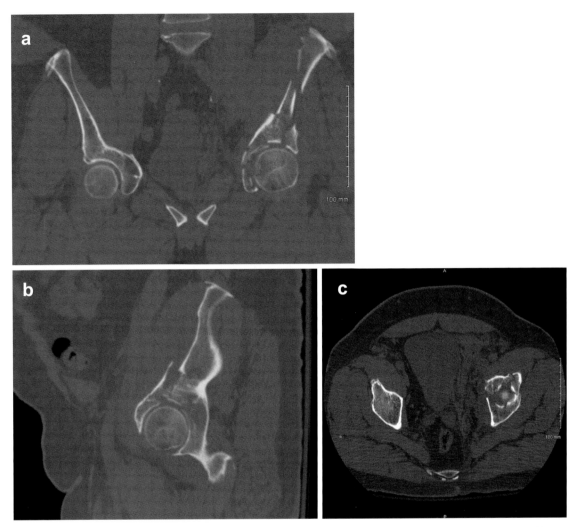

图 6.5　(a) 前柱伴后半横形骨折伴髂骨翼骨折患者冠状位 CT，显示明显的臼顶压缩；(b) 矢状位 CT 检查显示臼顶压缩；(c) 轴位 CT 检查显示髋臼关节面上内侧明显受累

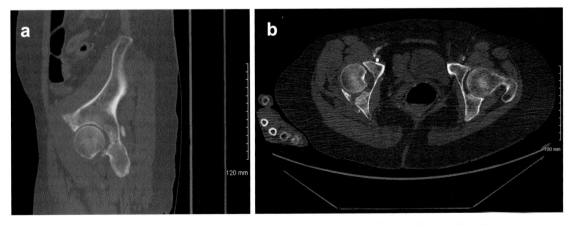

图 6.6　(a) 矢状位 CT 检查显示孤立的后壁边缘压缩；(b) 轴向 CT 检查显示同一患者孤立的后壁边缘压缩

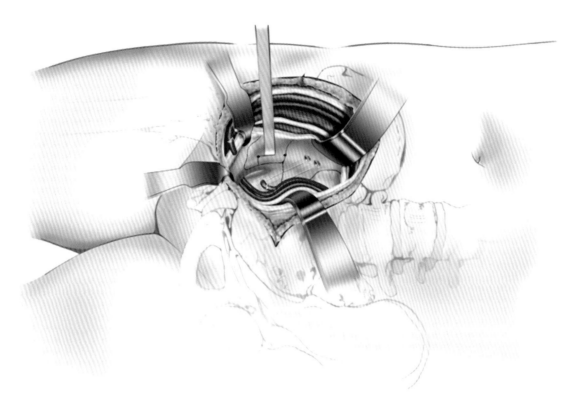

图 6.7　前柱 / 髂骨截骨术治疗臼顶压缩骨折示意图。在这种情况下，通过骨折线截骨，后柱骨折已经用拉力螺钉稳定

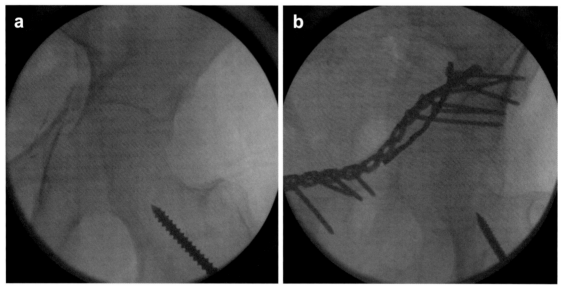

图 6.8　(a) 正位片显示术中植入 6mm 的 Schanz 针，患者为前柱伴后半横形骨折；(b) 侧方牵引使股骨头复位到解剖位置，使其作为髋臼复位的模板，关节面达到了解剖复位

　　多次操作可能导致骨软骨粉碎，不利于螺钉固定。造成多个小碎片的臼顶压缩骨折解剖复位是一个巨大的挑战。在这种情况下，我们试图在保持髋关节稳定性的同时尽可能达到最佳的关节复位；然而，这可能是一个髋臼切开复位内固定及全髋关节置换术的适应证。

　　一旦达到充分的复位，压缩的部分必须稳定。一般情况下，我们使用克氏针临时固定，克氏针穿过压缩骨块进入四面体，或完整的髋臼周围区域，甚至直接进入股骨头。有时，这

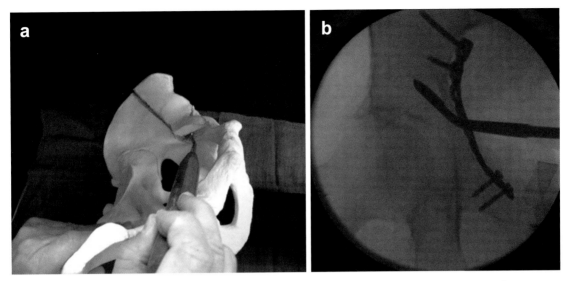

图 6.9　(a) 在截骨区或骨折线中插入骨撬来复位臼顶压缩的示意图；(b) 使用骨撬复位臼顶压缩骨折的透视图像

些克氏针需要穿过骨头并从软组织中穿出，以便将它们"逆行"拉出，这样不会干扰剩余骨块的复位。临时固定的复位需透视来验证。一个 3.5mm 的支撑螺钉直接置于软骨边缘的上方来提供牢固的固定。多个螺钉可能会提高这些非常不稳定的碎片的稳定性。虽然我们没有经验，但也可以选择 2.7mm 螺钉。这些螺钉通过骨盆内窗口从内向外植入，X 线透视确保螺钉尽可能接近复位的臼顶，而不损伤关节（图 6.10）。螺钉的位置对维持复位至关重要。在骨质疏松症患者中，软骨下缘相对坚硬，因此支撑螺钉紧挨着该区域放置来固定。或者，螺钉可以

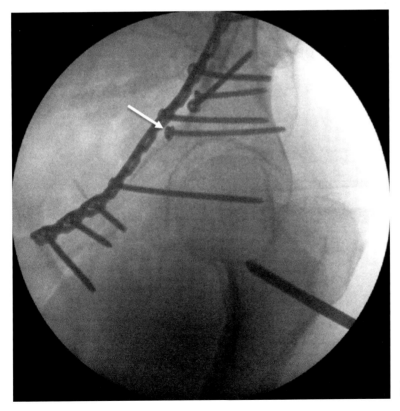

图 6.10　X 线透视确认在紧邻髋臼上关节面的软骨下骨中植入单个支撑螺钉（白色箭头）的位置

从外向内经皮穿过髋关节外展肌植入。近期的理念是采用带有导针的空心螺钉，在 X 线透视下通过四面体来固定压缩的骨折碎块。通常情况下，会放置几根不同平面的导针。然后通过导针植入 3.5mm 空心螺钉，从而为臼顶压缩骨折的复位提供稳定的固定。

支撑螺钉可以单独放置，也可以通过耻骨支钢板放置（图 6.11）。理想情况下，螺钉与钢板结合在一起是更稳定的结构；然而，这并不总是可行的。有时，在骨质疏松症患者进行臼顶压缩复位后可能会产生骨缺损。虽然我们对于这种缺损的填塞治疗经验有限，但我们采用了与 Collinge 等类似的方法，即使用磷酸钙填塞缺损来进一步稳定复位后的碎片，以防止复位失败。他们的方法是在髋臼后方通过骨盆缘钻孔与缺损处相通。然后在透视下用低压反吹技术向缺损处注入磷酸钙，防止填充物进入关节。

一旦成功地复位和固定臼顶压缩，剩余的骨折将根据具体的类型来复位和固定。当处理合并后柱骨折或不稳定的臼顶压缩时，应首选前柱的临时复位，然后进行后柱复位。通过骨盆缘植入拉力螺钉来稳定后柱，使得通过前柱骨折来处理臼顶压缩几乎不可能。在这些病例中，前柱或髂骨截骨术是治疗臼顶压缩的必要手段。

在我们机构治疗的 10 例髋臼骨折合并臼顶压缩的患者中，9 例解剖复位，1 例近乎解剖复位。在这 10 例患者中，有 6 例患者进行了 12 个月的影像学随访，骨折完全愈合，其中 4 例为优，1 例为良，1 例为一般。

6.3 四面体粉碎性骨折

老年髋臼骨折常发生四边体骨折，其机制与臼顶压缩相同。Ferguson 等的一系列研究中，年龄超过 60 岁的累及前壁或前柱的髋臼骨折患者中，50.9% 的患者累及四面体。采用标准髂腹股沟入路治疗这种类型的骨折是一个较大的挑战。此外，可供固定的骨量有限，且骨折发

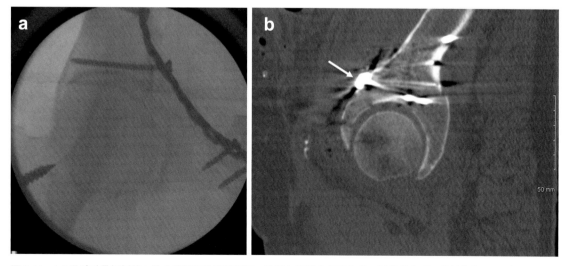

图 6.11　(a) 通过耻骨钢板植入的支撑螺钉的透视图像。这增加了结构的稳定性，以维持臼顶压缩的复位；(b) 来自同一患者的术后矢状位 CT 图像显示，没有证据表明支撑螺钉（箭头）进入关节

生在接近关节面的部位。其最严重的形式是四面体粉碎骨折合并髋臼突起。除了四面体损伤外，典型的表现包括臼顶压缩、股骨头通过移位的前柱进入真骨盆（图 6.12）。

手术技术

　　与臼顶压缩骨折手术技术相似，我们采用同样的入路和策略来复位柱的移位和边缘压缩，然后进行四面体的复位。同样使用外侧转子牵引来中和股骨头中心脱位的力量。随后，在顶棒的帮助下，对内侧移位的四边体碎片进行直接复位。有时，从外侧窗使用角度骨盆复位钳或不对称复位钳可帮助四面体复位。然后用克氏针暂时稳定复位，并透视确认。如果认为已达到充分复位，可以通过耻骨下解剖重建钢板来获得最终的固定。可以使用 3.5mm 的重建钢板，通过轻微的塑形可以提供一个额外的侧向支撑作用，以维持四面体的复位。我们更倾向于使用 8~10 孔的钢板，因为坐骨区域的坚硬骨质可以将钢板拉向后方，然后将钢板前方压在耻骨支表面。额外的骨盆缘钢板可能有助于进一步稳定老年髋臼严重粉碎性骨折（图 6.13）。

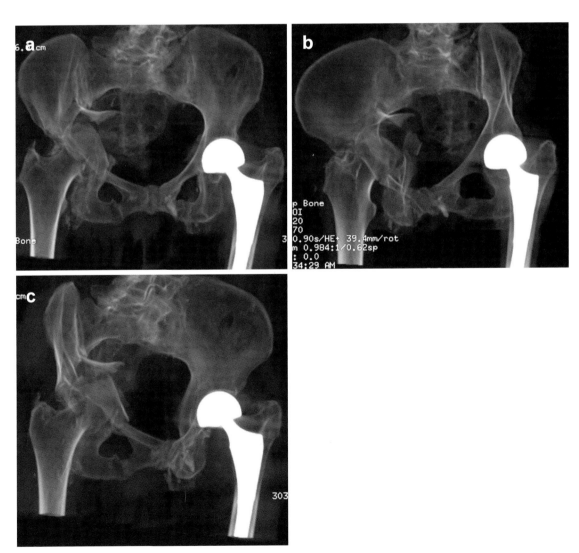

图 6.12　（a~c）3 个 CT 三维重建（骨盆正位、髂骨斜位和闭孔斜位）显示髋臼骨折、股骨头中心性脱位和四面体骨折

最近，我们已经成功地使用预弯的耻骨上和耻骨下四面体表面支撑钢板来治疗涉及四面体的骨折（图6.14，图6.15）。当四面体严重粉碎时这些钢板非常有用，因为在钢板上有许多孔，可以根据不同的骨折类型植入各种螺钉来固定骨折块。这些钢板类似于前面所述的耻骨下支撑钢板，对前后柱均能提供牢固固定。耻骨上钢板结构有一个潜在的优势，即多平面螺钉通过同一钢板可以提供三维稳定性。从理论上讲，这种交叉螺钉结构使骨折块更加稳定；然而，这个概念还没有得到验证。

在现实中，合并骨质疏松症的老年髋臼骨折患者常发生严重的粉碎性骨折，导致解剖复位困难。因此，我们优先考虑以一种快速的方式恢复一个平整的和功能稳定的髋关节，以减少手术时间和出血，而不是"完美的"解剖复位，这比较适合手术时间长、失血较多的患者群体。这一过程通常允许患者活动，虽然需要设备辅助。理想情况下，帮助患者在髋臼重建后8~12周内脚趾接触负重；然而，这在高龄髋部骨折患者群体中并不总是可行的。因此，固定结构必须足够坚固，能够承受这类患者所需承受的重量，最后再次强调应获得稳定而平整的髋关节。

6.4 结论

随着患者寿命的延长，髋臼骨折在老年人群中越来越常见。臼顶压缩骨折和四面体粉碎性骨折是这些患者常见的骨折类型。由于老年人骨质疏松症的发病率较高，骨量明显下降，因此在治疗这些骨折时很难达到稳定的固定。当粉碎较重或由于压缩造成软骨下骨缺损，这可能会更加复杂。这对骨科医生来说是一个巨大的挑战，他们必须灵活运用各种技术来解决这些问题。一如既往，实现解剖复位是优先考虑问题，因为这与手术后功能恢复直接相关。

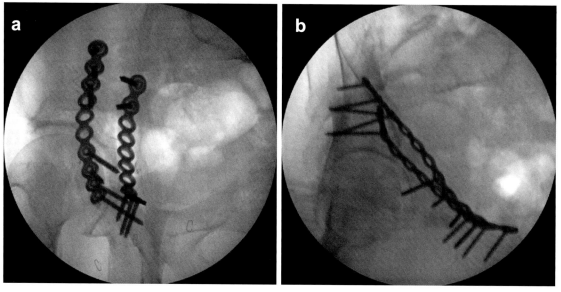

图6.13 (a,b) 两张透视图像显示两个10孔3.5mm重建板作为耻骨下支撑钢板和真骨盆缘钢板，为前柱伴后半横形髋臼骨折提供固定，已达到解剖复位

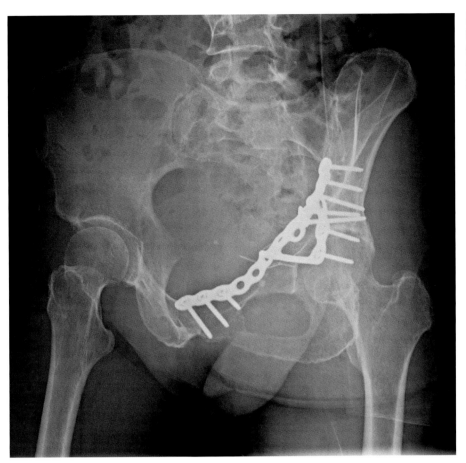

图 6.14　闭孔斜位 X 线片显示耻骨上四面体支撑钢板治疗前柱伴后半横形骨折合并四面体骨折

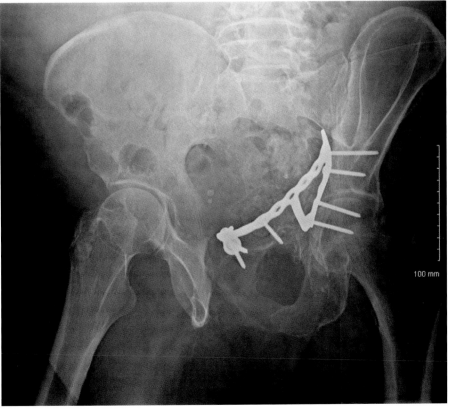

图 6.15　闭孔斜位 X 线片显示耻骨下四面体支撑钢板治疗双柱髋臼骨折合并四面体骨折

然而，在多发伤患者或对于有严重并发症的患者，获得一个稳定和有功能的髋关节可能比解剖复位更重要。手术时间越长，患者致死率就越高。在这些病例中，可以考虑髋臼的切开复位内固定，然后行全髋关节置换术。根据我们的经验，使用上述技术进行切开复位内固定治疗的老年患者获得了理想的功能，对于他们的活动水平已经足够。

参考文献

[1]   Ferguson TA, Patel R, Bhandari M, Matta JM. Fractures of the acetabulum in patients aged 60 years and older: an epidemiological and radiological study. J Bone Joint Surg Br. 2010;92(2):250–257.

[2]   Laflamme GY, Hebert-Davies J, Rouleau D, Benoit B, Leduc S. Internal fixation of osteopenic acetabular fractures involving the quadrilateral plate. Injury. 2011;42(10):1130–1134.

[3]   Butterwick D, Papp S, Gofton W, Liew A, Beaulé PE. Acetabular fractures in the elderly: evaluation and management. J Bone Joint Surg Am. 2015;97(9):758–768.

[4]   Mears DC. Surgical treatment of acetabular fractures in elderly patients with osteoporotic bone. J Am Acad Orthop Surg. 1999;7(2):128–141.

[5]   Archdeacon MT, Kazemi N, Collinge C, Budde B, Schnell S. Treatment of protrusio fractures of the acetabulum in patients 70 years and older. J Orthop Trauma. 2013;27(5):256–261.

[6]   Henry PDG, Kreder HJ, Jenkinson RJ. The osteoporotic acetabular fracture. Orthop Clin North Am. 2013;44(2):201–215.

[7]   Hill BW, Switzer JA, Cole PA. Management of high-energy acetabular fractures in the elderly individuals: a current review. Geriatr Orthop Surg Rehabil. 2012;3(3):95–106.

[8]   Anglen JO, Burd TA, Hendricks KJ, Harrison P. The "gull sign": a harbinger of failure for internal fixation of geriatric acetabular fractures. J Orthop Trauma. 2003;17(9):625–634.

[9]   Moed BR, McMichael JC. Outcomes of posterior wall fractures of the acetabulum. J Bone Joint Surg Am. 2007;89(6):1170–1176.

[10] Cole JD, Bolhofner BR. Acetabular fracture fixation via a modified Stoppa limited intrapelvic approach. Description of operative technique and preliminary treatment results. Clin Orthop. 1994;(305):112–123.

[11] Sagi HC, Afsari A, Dziadosz D. The anterior intra-pelvic (modified rives-stoppa) approach for fixation of acetabular fractures. J Orthop Trauma. 2010;24(5):263–270.

[12] Guy P. Evolution of the anterior intrapelvic (stoppa) approach for acetabular fracture surgery.J Orthop Trauma. 2015;29(Suppl 2):S1–5.

[13] Archdeacon MT, Kazemi N, Guy P, Sagi HC. The modified stoppa approach for acetabular fracture. J Am Acad Orthop Surg. 2011;19(3):170–175.

[14] Collinge CA, Lebus GF. Techniques for reduction of the quadrilateral surface and dome impaction when using the anterior intrapelvic (modified stoppa) approach. J Orthop Trauma. 2015;29(Suppl 2):S20–4.

[15] Qureshi AA, Archdeacon MT, Jenkins MA, Infante A, DiPasquale T, Bolhofner BR. Infrapectineal plating for acetabular fractures: a technical adjunct to internal fixation. J Orthop Trauma. 2004;18(3):175–178.

[16] Matta JM. Fractures of the acetabulum: accuracy of reduction and clinical results in patients managed operatively within three weeks after the injury. J Bone Joint Surg Am. 1996;78(11):1632–1645.

[17] Casstevens C, Archdeacon MT, d'Heurle A, Finnan R. Intrapelvic reduction and buttress screw stabilization of dome impaction of the acetabulum: a technical trick. J Orthop Trauma. 2014;28(6):e133–137.

[18] Cutrera NJ, Pinkas D, Toro JB. Surgical approaches to the acetabulum and modifications in technique. J Am Acad Orthop Surg. 2015;23(10):592–603.

[19] Archdeacon MT. Comparison of the ilioinguinal approach and the anterior intrapelvic approaches for open reduction and internal fixation of the acetabulum. J Orthop Trauma. 2015;29(Suppl 2):S6–9.

[20] Sen RK, Tripathy SK, Aggarwal S, Goyal T, Mahapatra SK. Comminuted quadrilateral plate fracture fixation through the iliofemoral approach. Injury. 2013;44(2):266–273.

第 7 章 老年髋臼骨折的经皮微创治疗

Joshua L. Gary

7.1 简介

随着人口的老龄化，与高龄和骨质疏松相关的髋臼骨折发病率持续增加。对于骨质量较好的年轻患者，切开复位内固定仍是获得并维持关节面解剖复位以预防创伤后关节炎发生的主要治疗方法。但是，对于骨质疏松症和严重粉碎性骨折的患者来说，在骨折愈合之前，骨科医生不太可能使患者维持解剖复位。Helfet 等应用术后 CT 检查来评估老年患者复位质量，结果显示：解剖复位率（<1mm）为 0；不理想复位率（1~3mm）为 51%；较差复位率（>3mm）为 49%，但是，大多数患者的功能与正常人群相似，老年患者和低功能要求的患者对髋臼不理想复位的耐受性好于年轻患者。Matta 的一组跨越 1/4 个世纪的 800 多例骨折病例显示，在 X 线片上，老年患者具有更低的解剖复位率。当通过大范围的显露和潜在的高失血量不能获得解剖复位时，有限切开或经皮手术就变得有吸引力，因其能够减少手术损伤，特别是对生理储备较少的老年患者。虽然有限切开复位和（或）经皮手术应成为髋臼骨盆骨科医生的利器，但如果通过微创技术不能使患者在复位和减少损伤方面获益，它就不能取代传统的开放手术。骨科医生认为这些技术是治疗老年髋臼骨折的最佳选择，希望本章节介绍的复位和固定的技术能够有所帮助。

7.2 适应证

手术治疗还是保守治疗的适应证仍不明确，并且可能永远也不会完全确定。当决定进行手术治疗的时候，骨科医生必须在切开复位内固定、有限切开和（或）经皮复位内固定、一期全髋置换之间进行选择。每一个患者的骨折都是独一无二的，因此治疗选择也必须基于骨折线、移位程度、骨质量、患者健康状况和运动能力、医生的水平以及环境等因素做出个体化的决定。对于老年和功能需求较低的患者，有创干预的标准应该提高。但是有限切开或经皮复位固定的绝对禁忌证是：不稳定的后壁骨折和（或）关节的后向不稳定。一些骨折类型可以累及后壁，但并没有关节后向不稳定，特别是累及双柱的骨折。在术前，这些必须仔细检查，在固定前柱和（或）后柱后，可能需要在术中进行透视下的应力检查。髋臼后壁骨折合并髋关节后脱位的病史是一个"危险信号"，应将其视为髋关节不稳定。

另一个经皮复位固定的禁忌证是存在关节内碎片，这需要清创。必须去除股骨头和髋臼顶的骨软骨碎块，在不妨碍股骨头与臼顶同心圆复位的情况下，髋臼窝内的碎片可以不处理。老年髋臼骨折患者关节内碎片较少见，但后方骨折脱位后自发闭合性复位更为常见，就像之前讨论过的那样，这意味着即使是老年患者也具备切开复位内固定的适应证。髋关节镜是一种微创清除关节内碎片的方法，但是必须小心防止液体通过关节囊破口渗入腹部或臀部，从而导致筋膜室综合征。

在髋臼骨折以往的研究中，"老人"和"高龄老人"通常被定义为年龄大于60岁。这是一个会变化的分界线，有许多健康和活跃的七旬老人，与45岁的糖尿病、肥胖和需要血液透析的肾衰竭患者相比，他们更适合进行切开复位和内固定。在做出最终选择前，医生经常亲自与患者和家属讨论治疗方案，也包括保守治疗的早期活动。

有限切开和经皮复位固定也可用于辅助控制疼痛，并可作为全髋置换的临时性过渡措施，当骨折充分愈合并能够为髋臼提供更好的骨量后，再进行关节置换。这同样被认为是传统切开复位内固定的益处。经皮复位固定后延期进行全髋关节置换术与一期全髋关节置换术的功能评分相似，且在之前报道的一组病例中，并没有髋臼侧需要翻修的病例。所有7例行髋臼侧非骨水泥固定的关节置换患者，相对于健侧，髋关节中心平均有1cm内移和0.4mm的上移。

治疗的目标是头-臼匹配，应用经皮螺钉固定技术提供足够的稳定性直至骨折愈合。大多数不伴有前后壁不稳定的骨折可以考虑这种方法，如果不能获得足够的复位质量和稳定性，医生可以在术中改成创伤更大的方法。

患者也必须适合于麻醉，并有适当的风险分层。虽然经皮切开复位内固定的失血量平均低于100mL，明显低于切开复位内固定的失血量，但任何麻醉的围手术期都存在心脏病发作、脑卒中甚至死亡的风险。

对于股骨近端骨折的老年患者，这些风险被考虑得较少，因为延迟超过48h会增加发病率和死亡率。但是，髋臼骨折与股骨近端骨折不同，手术治疗的决定不受到死亡率增加的影响。两项研究表明，髋臼骨折后1年的死亡率分别为8%和16%，远低于股骨近端骨折后1年高达36%的死亡率。这可能是由于同样采用保守治疗的情况下，髋臼骨折患者较股骨近端骨折患者具有更好的移动能力。人们可能会忽视疼痛对进行保守治疗的髋臼骨折患者在物理治疗中移动能力的影响。在考虑麻醉的风险时，主治医生必须考虑这些因素。

7.3　固定的骨性通道

骨盆有很多适合固定髋臼的通道（图7.1），骨科医生必须根据骨折解剖选择合适的通道和螺钉轨迹，同时保证经皮螺钉路径中关键的神经血管和骨盆内结构的安全。这些通道大部分为骨盆和髋臼骨科医生所熟悉，这些通道常用于传统开放入路或骨盆环断裂的固定。髋臼骨折常用的经皮固定通道有4个：前柱、后柱、LC-2和Magic髋臼上螺钉。当骨盆后环损伤时，复位不良会导致骨性通道的狭窄，这时安全地植入螺钉是不可能的。

图 7.1　骨盆前后位显示前柱、后柱、LC-2 和 Magic 螺钉通道

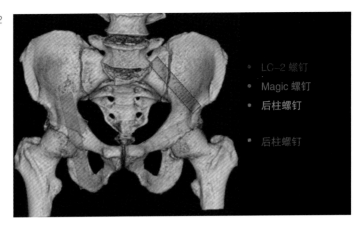

- LC-2 螺钉
- Magic 螺钉
- 后柱螺钉
- 后柱螺钉

7.3.1　前柱螺钉

螺钉植入的骨性通道是耻骨联合附近的耻骨内侧至髋臼上方的髂骨外侧。虽然髋臼骨折大多选择顺行通道，但根据骨折的不同特点，螺钉可以是顺行（从外侧到内侧）植入，也可以是逆行（内侧到外侧）植入。顺行螺钉可仰卧位、侧卧位或俯卧位植入。髋关节的前突可能会使通路变窄（图 7.2a）或阻碍螺钉植入（图 7.2b）。这时通道通常在两个位置变窄：髋臼上区域和闭孔环的正上方区域（图 7.3）。应根据这些狭窄点的直径和共线性来确定所选螺钉的螺纹和直径（图 7.4）。闭孔出口和入口位 X 线透视影像有助于将螺钉安全植入髋臼上方并位于内侧耻骨上支内（图 7.5，闭孔出口位顺行螺钉，闭孔入口位顺行螺钉）。

7.3.2　后柱螺钉

螺钉放置在骨盆边缘和坐骨结节之间的骨性通道内，该通道位于髋臼后方，在坐骨大小切迹的前方。螺钉可以顺行或逆行植入。顺行植入需在仰卧位完成，应用髂腹股沟入路外侧窗的一部分进行有限的显露。用三角架或外科垫轻度屈髋、屈膝来放松髂腰肌和股神经。入点在骨盆边缘外侧、骶髂关节前方 1~4cm 处（图 7.6）。顺行螺钉通常能打到坐骨棘下方、坐骨小切迹附近，受胸壁限制，不能更靠前植入到达坐骨结节（图 7.7b）。

逆行螺钉可以在仰卧位或俯卧位植入。但不论何种体位，由于靠近会阴，必须注意保持无菌。仰卧位需要助手辅助屈髋、屈膝（图 7.8a），在消毒和铺单之前，患者骶部正中应垫起。坐骨入点有损伤臀下神经的危险，要远离股后皮神经和坐骨神经。采用髂骨斜位、前后位和闭孔斜位的透视置入螺钉。髂骨斜位确认螺钉位于髋臼后方，坐骨大、小切迹前方（图 7.8b）。在正位片上，螺钉应位于髂坐骨线外侧（图 7.8c）。骶骨侧位有助于评估螺钉的近端出口，防止其进入髂窝和髂肌。

7.3.3　LC-2 螺钉

该螺钉位于髋臼上方，髂前下棘（AIIS）和髂后下棘（PIIS）之间。对于骨科医生来说，使用前半针安装外固定架是很熟悉的。螺钉可以从前到后，也可以从后到前，但前者最常用于髋臼骨折固定。由前向后植入有损伤股外侧皮神经的风险。可以应用闭孔出口位 X 线透视

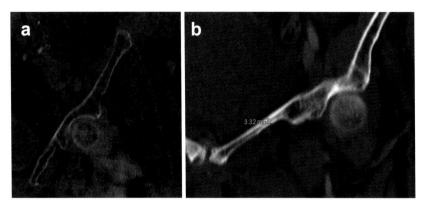

图 7.2 (a) 髋关节天然的隆起使前柱通道变窄，阻碍顺行螺钉经闭孔环上方植入耻骨联合附近；(b) 冠状位 CT 影像显示耻骨上支通道狭窄（直径小于 3.5mm），无法使用前柱螺钉

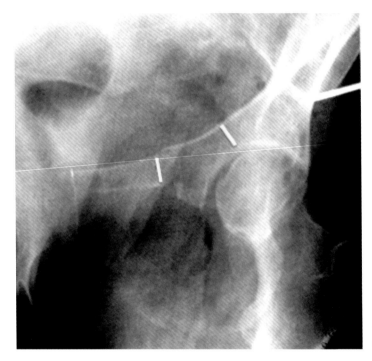

图 7.3 髋关节闭孔斜位显示前柱螺钉通道的狭窄部位

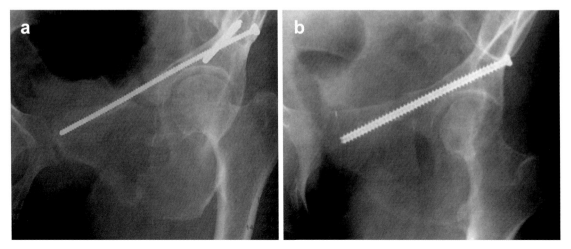

图 7.4 (a) 闭孔斜位透视，允许植入 4.5mm 直径或更细的螺钉；(b) 闭孔斜位透视，允许植入全螺纹 7.3mm 螺钉

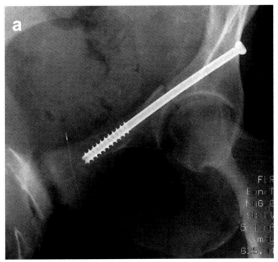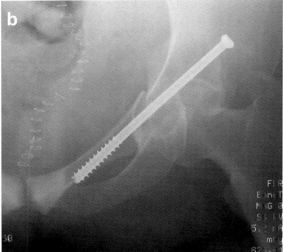

图 7.5　顺行前柱螺钉植入后的闭孔出口位 (a) 和入口位 (b)

图 7.6　髂骨斜位 CT 三维重建显示顺
行后柱螺钉的入点范围 (蓝色部分)

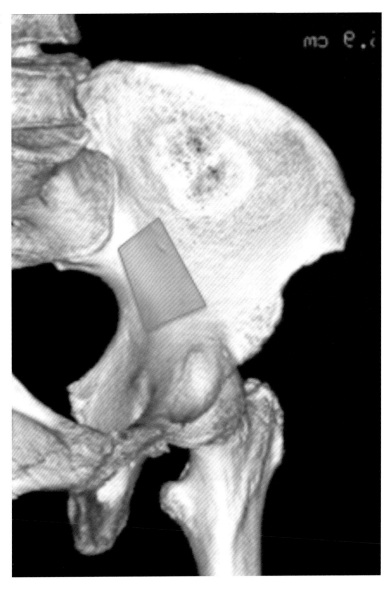

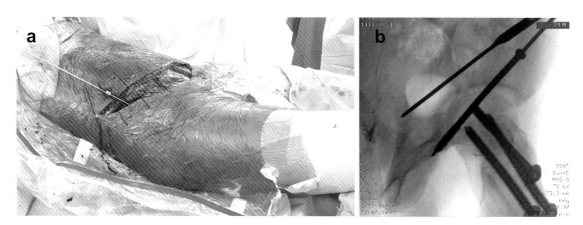

图 7.7　(a) 通过髂腹股沟入路外侧窗植入顺行后柱螺钉的手术照片；(b) 髂骨斜位显示顺行后柱导针，出口位于坐骨棘下方坐骨小切迹附近

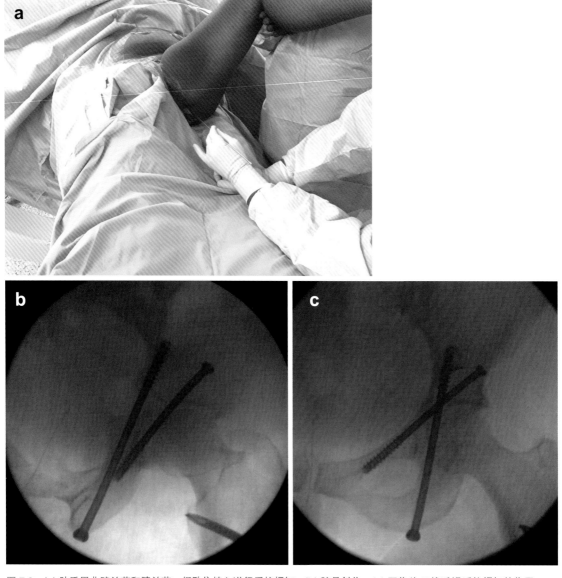

图 7.8　(a) 助手屈曲髋关节和膝关节，仰卧位植入逆行后柱螺钉；(b) 髂骨斜位；(c) 正位片 X 线透视后柱螺钉的位置

来确定皮肤切口，需要确认"泪滴"（图 7.9a），即 AIIS 和 PIIS 之间的骨性通道。髂骨斜位（图 7.9b）：确认螺钉从靠近 AIIS 的髋臼上方进入，并途经坐骨大切迹近端。闭孔入口位（图 7.9c）显示螺钉位于髂骨内外表之间和骶髂关节外侧。

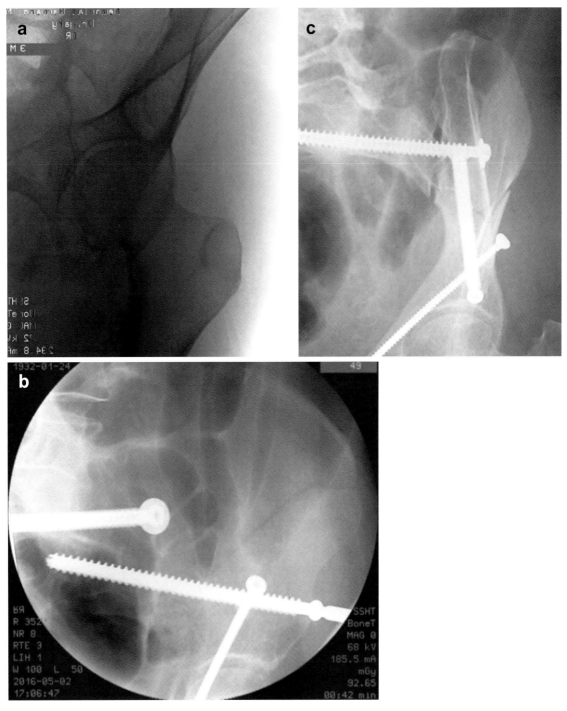

图 7.9　(a) 显示"泪滴"的闭孔出口位，它表示从 AIIS 到 PIIS 的骨性通道；(b) 髂骨斜位；(c) 闭孔入口位，LC-2 螺钉从前到后植入

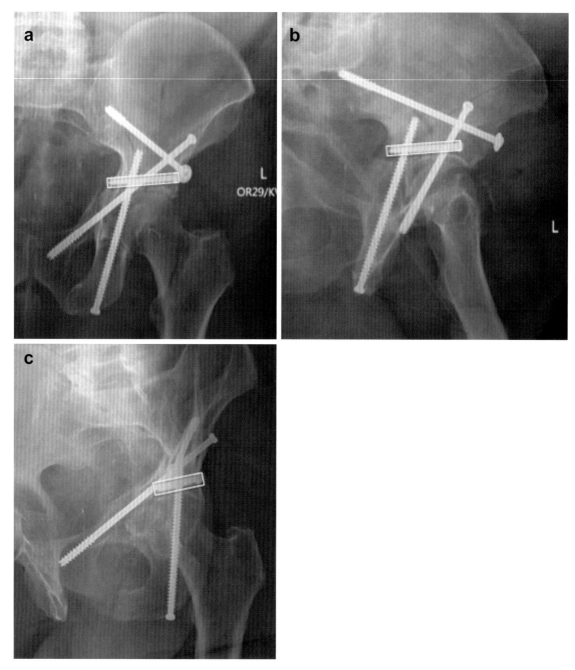

图 7.10 (a) 正位；(b) 髂骨斜位；(c) 闭孔斜位 Magic 螺钉植入后 X 线透视（用黄色突出显示）

7.3.4 Magic 螺钉

该螺钉从髂骨外侧向四面体的头侧和（或）髋臼后方植入，用于维持内移的远端骨块的复位。植入过程中有损伤臀上、臀下血管神经分支的风险。入点越靠坐骨大切迹前方，血管神经主干损伤的风险就越小。要通过前后位和斜位透视（图 7.10a~c）来确认螺钉位于关节外。

7.4　复位技术

复位技术一般分为间接手法复位和通过有限切口的直接复位技术。在开始经皮或有限切开治疗髋臼骨折之前，必须详细了解骨盆软组织解剖。通常应用髂腹股沟入路的外侧窗来完成钳夹的直接复位。需要一些特殊器械来辅助复位（图 7.11）。共线钳（图 7.11）也可以通过外侧窗的有限切口放置。更大的开放入路的优点之一是可以直接看到和清理骨折线，并去除被包裹的软组织和骨折血肿。因此，如果选择经皮和有限切开技术，建议在受伤后不久立即进行手术。如伤后手术延迟，血肿一旦形成，往往需要切开手术。无论何时手术，如果通过微创的手段不能获得满意的复位，医生必须做好转换成更加开放入路的准备。

固定的顺序应与传统开放入路的顺序相似。对于双柱损伤，首先应复位臼顶，将其固定在完好的髂骨上。剩余的骨折碎片随后被复位并固定于臼顶，因为在臼顶未与主骨分离的情况下，它们只是常规的骨折类型。但伴有臼顶骨软骨压缩时（这种情况常见），应首先使股骨头近端与完好的臼顶外侧匹配，然后再复位压缩部位。下面将讨论特殊的复位技术和实例。

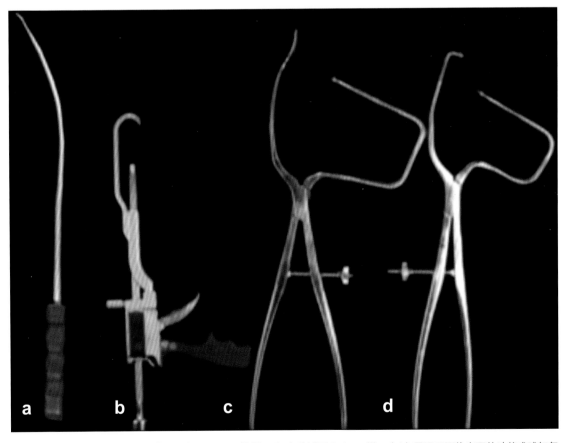

图 7.11　各种复位钳图片。(a) 肋骨剥离器；(b) 共线钳；（c）改进型 Reinert 钳；（d）用于四面体表面的叶状或球钉复位钳

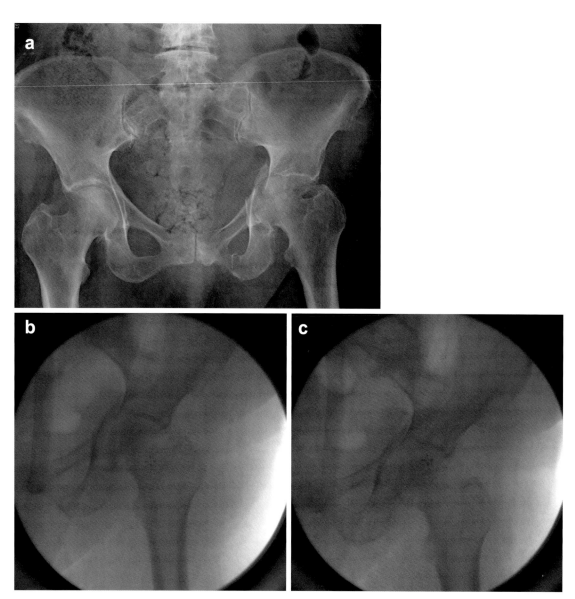

图7.12　(a)左侧前柱伴后半横形骨折，伴有中心性移位的术前正位X线片；术中透视影像：（b）股骨远端牵引前；（c）股骨远端牵引后

7.4.1　韧带整复和牵引

间接复位的主要方法仍然是骨牵引。研究人员建议在股骨远端干骺端放置1枚斯氏针，可以在患者到达医院前或者术中植入，也可以使用一个小的2mm克氏针加牵引弓或5/32的光滑斯氏针。可以通过专用附件或无菌的Kerlix绷带和标准砝码从手术台的末端进行牵引（图7.12a~c）。牵引、整复韧带和间接复位通常是许多复位计划的第一步。

斯氏针可以从大转子外侧壁经股骨颈插入至股骨头。这可能对中心性脱位、内移的股骨头移位或脱位特别有帮助，但是我们发现很少需要将股骨头外移。插入斯氏针时应行双平面透视确保针位于股骨头颈内，标准的透视床用套件来维持复位位置。

　　牵引床也可与会阴柱配合使用，但长时间压迫的并发症可能导致阴部神经损伤、软组织坏死和健侧肢体筋膜间室综合征。研究人员不建议使用会阴柱来对抗牵引，可使用一个可透视床，以便行经皮复位和固定髋臼骨折。

7.4.2　拉力螺钉设计与技术

　　无论是技术还是设计上，拉力螺钉都可以经任一骨性通道来辅助骨折的复位，但是如果医生希望获得良好的复位，通道和骨折线的倾角度必须是垂直的。拉力螺钉可以，并且通常与下面描述的某种复位技术相结合，以实现更好的垂线来实现加压。

　　对后柱螺钉、LC-2 和 Magic 螺钉的骨性通道来说，允许螺钉入点和方向有显著的可变性，而前柱螺钉的骨性通道通常允许螺钉植入轨迹的可变性很小。大直径半螺纹空心钉常用于骨折线的加压，在加压前所有螺纹必须穿过骨折线。另外，如果不需要加压，则使用全螺纹螺钉。有些骨道，特别是前柱的骨道，需要更小直径的螺钉，而空心螺钉的长度可能不够。非空心螺钉与自攻螺钉相比，钝头非空心螺钉在髓腔的限制下更不容易穿出骨质（图 7.13a~b）。

　　如果计划用拉力螺钉复位，螺钉的入点和轨迹至关重要。同样重要的是，螺钉的头部不要陷入皮质骨内，这样加压作用会丧失。对于顺行前柱或后柱螺钉，可使用垫圈来防止螺钉头陷入或"补救"已陷入的螺钉头部，但通常不能与皮质骨面平齐（图 7.14a），也不推荐常规使用。从前到后的 LC-2 螺钉（图 7.14b）或在髂骨外侧应用 Magic 螺钉，垫圈通常是与骨面平齐的，可由骨科医生自行决定使用。

　　拉力螺钉很少作为单独的复位方法，除非骨折仅有微小的移位。它们通常是手术固定的最后一步，骨质减少进一步限制了螺钉的把持能力，造成复位失败。LC-2 螺钉可用于前柱骨折的加压，这些骨折线向头侧延伸至髂骨翼，根据骨折线的倾角，螺钉可朝向近端或坐骨大切迹。

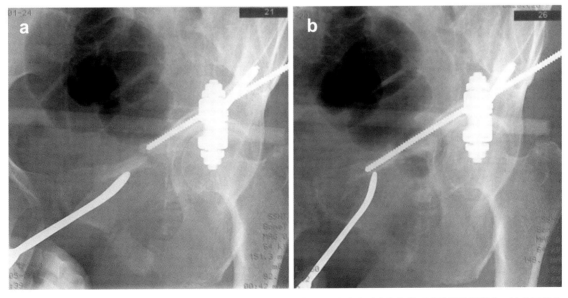

图 7.13　(a)4.5mm 钝头皮质骨螺钉在进入耻骨上支头侧狭窄之前；（b）方向改变但仍位于前柱骨性通道内。注意同样应用了外固定架和摇杆技术来复位

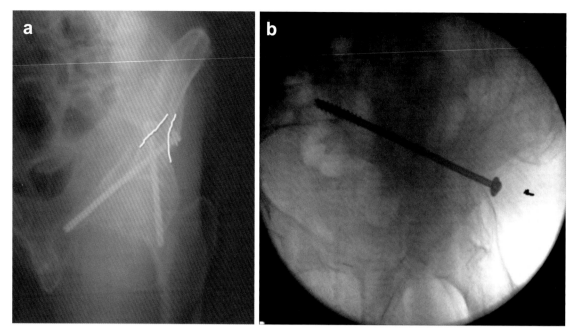

图 7.14 (a) 有限切开复位后闭孔斜位透视，前柱和后柱顺行螺钉内固定，应用了垫圈。内外板用黄色突出显示，提示垫圈没有与骨面齐平；(b) 用垫圈由前向后植入的 LC-2 螺钉，髂骨斜位透视影像

前柱螺钉对于骨折线经过前柱更前下方的骨折线加压作用最好，骨折线位于髂耻隆起的前方或外侧，骨折类型多为横形骨折。后柱螺钉一般用于横形骨折的后半部分或单纯的后柱骨折，在年轻的和老年患者中并不常见。后柱骨折线的位置决定了螺钉的起始点，骨折线位于坐骨棘水平最好应用逆行螺钉，因为前面已经讨论过，顺行螺钉从坐骨结节穿出是很困难的。因为骨折粉碎和压缩妨碍了加压作用，Magic 螺钉很少在老年患者中作为拉力螺钉使用。

当前后柱没有分开或都有移位时，一侧柱的复位可能导致另一柱间隙张开。在这种情况下，建议用 2 枚螺钉对前、后柱交替加压。在"T"形骨折中，前柱和后柱是分离的，每个柱可单独加压。

7.4.3 手法复位的辅助工具

很多工具可以帮助医生通过经皮穿刺切口或有限的外侧窗直接控制骨折块。当不能直视周围软组织的时候，在骨表面或骨内操作任何器械都要非常小心。

可以在透视引导下经皮植入 Schanz 针，位置与骨盆外固定架针道位置相同。髂嵴针道起于臀中肌柱附近，并指向尾部，避开髋臼和任何骨折线（图 7.15a）。前方固定针与 LC-2 螺钉使用相同的骨性通道，如果计划使用 LC-2 螺钉或前柱螺钉，则必须考虑针道的位置（图 7.15b）。可将一个"T"形手柄夹头连接到针尾上，以便控制骨折块。当合并骶髂关节损伤导致髂骨翼外旋畸形时，需要球形顶棒经皮植入髂骨外板来辅助复位。

可通过有限的外侧窗，经髂腰肌和股神经下方放置 Cobb 剥离子和肋骨剥离器。髋、膝关节屈曲置于垫子或三角形支架上放松髂腰肌和股神经。器械也必须于骨膜下沿髂骨翼向下滑

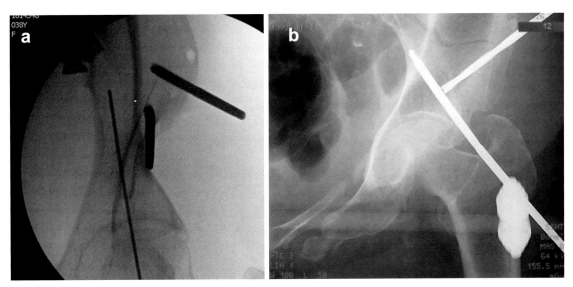

图 7.15　(a) 闭孔入口位透视提示 Schanz 针进入髂骨翼的臀中肌柱；(b) 闭孔出口位透视显示前方的 Schanz 针阻挡了顺行前柱螺钉通道

动，可使用 Cobb 剥离子剥离部分髂后筋膜，以便进入真骨盆和耻骨上支的后外侧。髂耻筋膜剥开后，有损伤闭孔神经血管束的危险。"肋骨剥离器"比剥离子更长、更钝，特别适合于肥胖患者。两者都允许在固定或导丝通过时直接控制骨折块进行复位（图 7.16a,b）。多角度透视以确认器械的位置能够降低神经血管结构损伤的风险。

对于前柱骨折，同样可经耻骨联合前 1cm 切口经皮放置钝性器械。Joker 剥离子可以直接放置在闭孔环的上方，来控制前柱的内侧部分。必须下尿管使膀胱减压。剥离子可以直接通过腹直肌进入耻骨上支后方，如果需要，也可以直接从耻骨结节外侧进入上支的前方和下方（见病例 1 ）。

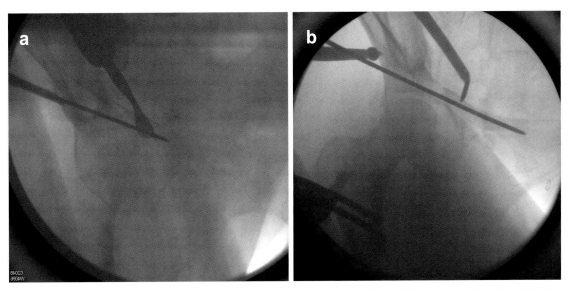

图 7.16　闭孔出口位透视，当用于前柱固定的导丝通过时，应用 (a)Cobb 剥离子；(b) 肋骨剥离器（注意：髂骨外板上的球形钉棒）控制前柱骨块

7.4.4 外固定

在固定之前，通过双侧半骨盆植入的 Schanz 针，操作复位，应用外固定杆和夹子临时固定维持力线。也可以在外固定针上安装股骨牵开器来辅助复位。这些技术主要用于髋臼骨折合并骨盆环破裂。外固定架通常在固定后拆除，但如果针位于髋关节囊外，也可以作为最终固定的一部分。如果需要作为最终固定的一部分，可以将前方外固定针更换成椎弓根螺钉进行内固定。

7.4.5 夹钳

夹钳同 Cobb 剥离子或肋骨剥离器一样，通过有限的外侧窗在相同的位置、经骨膜下植入真骨盆。必须先用剥离子剥离后再于髂耻筋膜后部置入夹钳。在置入夹钳时透视有助于精确定位来复位骨折、保护重要软组织结构。髂骨斜位透视对评估夹钳在四面体表面，坐骨大、小切迹的位置特别有帮助。

在真骨盆的坐骨大切迹与髂嵴或骨盆缘之间放置共线钳，可用于位于坐骨大切迹头侧的后柱骨折或用于高位前柱骨折线（图 7.17a,b）。此夹钳对斜形骨折线复位效果最好。该夹钳也可放置于坐骨小切迹与盆腔缘之间，这时夹钳锐利的头部需要盲穿闭孔神经血管束与四面体之间，但存在损伤穿过坐骨棘附近的阴部神经的风险。

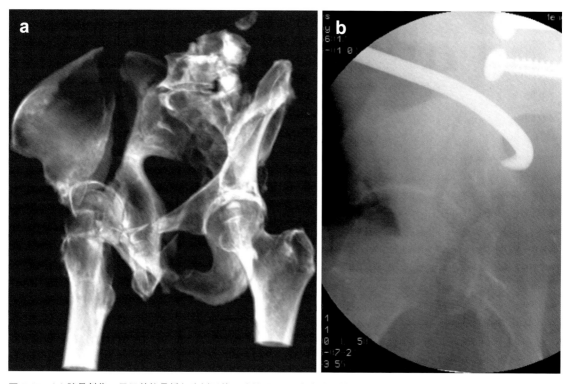

图 7.17 (a) 髂骨斜位，显示前柱骨折向头侧延伸至髂骨翼；(b) 术中髂骨斜位透视，共线钳复位

横形骨折线向远端移位，包括那些前方伴有后半横形的骨折，最好应用这种方法复位。Reinert 改良了骨盆偏心复位钳，使内侧部分置于四面体表面，外侧的球刺置于髂骨外板。髂骨翼完整的情况下可以应用偏心钳（图 7.18a~c）。在内侧，可在四面体表面上使用球刺，但在骨质疏松性骨折的患者中，在四面体应用锯齿钳夹持可降低医源性并发症的风险。无论使用哪种夹钳都有损伤闭孔束的可能。通过使用 Reinert 钳，可以使内移的远端骨折外移和复位，横形骨折也是非常好的适应证。

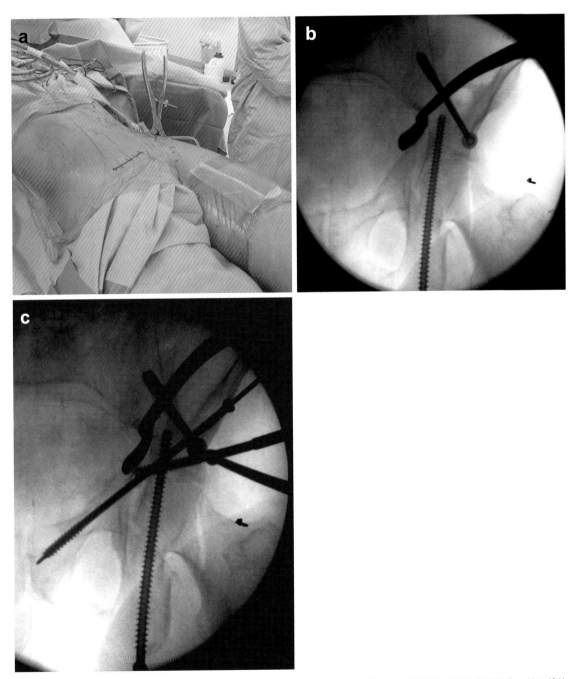

图 7.18　(a) 通过髂腹股沟入路有限外侧窗放置 Reinert 钳；（b）正位 X 线透视显示夹钳位置；(c) 夹紧后复位，植入前柱和 Magic 螺钉（应为逆行后柱螺钉）

如果想植入顺行的后柱螺钉，由于夹钳近端起点的原因，可能需要将外侧窗完全显露。夹钳不会干扰逆行后柱或 LC–2 螺钉的植入，也很少会影响顺行前柱或 Magic 螺钉固定，当骨恢复到足够的稳定后可取出。

7.4.6 骨软骨压缩的复位

骨软骨压缩，特别是在髋臼顶的内上方，常出现在伴有内侧、中心性移位的老年患者。"海鸥征"是臼顶压缩的影像学表现（图 7.19）。这些压缩骨折的复位技术与传统切开复位内固定无明显差异。无论是传统还是有限切开入路，外侧窗常用来压缩骨折的复位。只有将股骨头外移至正常的臼顶下方后，压缩骨折才也可能获得复位。可采用多种器械，包括 Cobb 剥离子、Joker 剥离子或顶棒，以股骨头为模板，来复位骨折（图 7.20a~e），应注意避免骨折更加粉碎。可以通过髂骨翼的骨折线来显露压缩部分，在没有骨折线的情况下，可以在髂骨翼的皮质骨开窗显露。干骺端缺损可填充松质骨植骨，螺钉应尽可能靠近软骨下骨植入以维持复位直至愈合。这种理念下，Magic 和顺行后柱螺钉通常是最有效的。复发性内移和臼顶压缩复位的丢失常见，在正规开放入路和经皮 / 有限切开技术中均可见到。

7.5 术后处理

对于老年患者治疗的重要目标仍是术后早期活动和预防卧床相关的并发症。我们推荐术侧肢体早期进行触地负重活动。但这对老年患者是个难题，由于生理状态的改变，他们力量或神经控制欠佳，很难完成后续的康复训练。

老年股骨颈或股骨转子间骨折患者术后可自行控制手术肢体能够耐受的负重，在术后 12 周的恢复期内逐渐增加。对于骨折移位小于 2mm 的老年髋臼骨折患者，经皮螺钉内固定后，在能够耐受的范围内早期负重不会导致内固定失效，但是对于移位性骨折应谨慎处理。

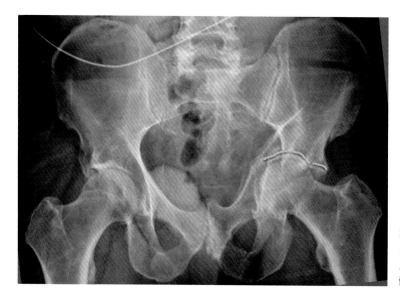

图 7.19 骨盆正位 X 线片显示，左髋臼骨折内上方的移位。蓝色线显示内上方压缩，橙色线显示臼顶仍与完整髂骨保持连续性

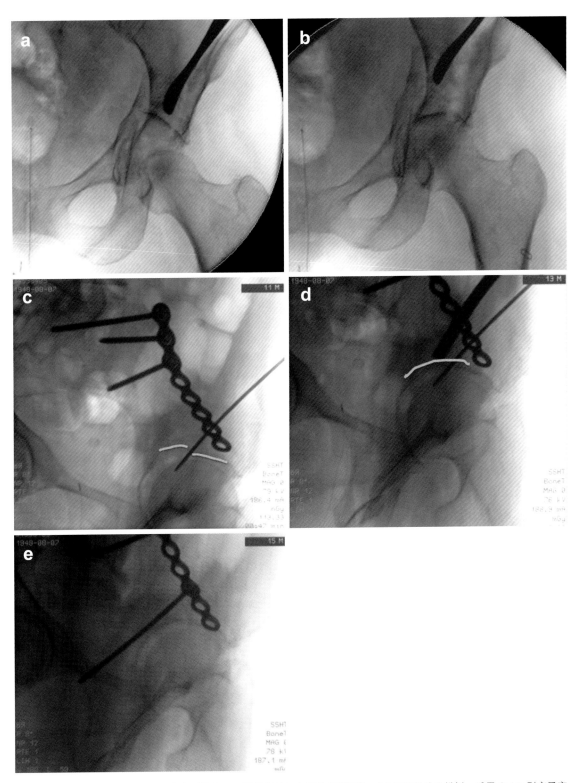

图 7.20 (a) 在正位 X 线透视下，骨牵引作用下，股骨头已与完好的臼顶复位；(b) 以股骨头为模板，采用 Cobb 剥离子穿过延伸的前柱骨折线，复位骨折；(c) 术中髂骨斜位透视，臼顶后上方的压缩；(d) 用顶棒来复位压缩骨折；(e) 通过单纯的外侧窗，传统切开复位内固定后，经骨盆缘钢板将顺行后柱螺钉植入软骨下骨

经皮复位固定的一个缺点是不能在移位的方向使用支撑钢板，与经皮螺钉提供的髓内稳定相比，钢板能提供更大的稳定性。骨科医生必须确信，在开始部分渐进性负重之前，或从床到椅子的时期，通常为术后4~6周，固定将对抗患者早期活动带来的应力。无论选择何种负重状态，都允许患者保持舒服的体位。

静脉血栓栓塞仍然是一个值得关注的问题，高龄是肺栓塞的已知危险因素。根据已发表的指南，我们建议在住院期间使用物理治疗、气压治疗和长达35天的药物预防，同时进行早期的活动。预防临床相关的肺栓塞的理想药物仍不明确，如果患者既往病史不需使用其他抗凝药物，我们通常推荐低分子肝素。

7.6 典型病例

病例 1

57岁女性，车祸致低位"T"形髋臼骨折。前后位及Judet斜位X线片均显示股骨头与髋臼顶同心圆复位（图7.21a~c）。髂骨斜位片和CT横断面检查可见后内侧的压缩（图7.21d,e）。

患者因持续性疼痛而无法离床活动进行物理治疗。与患者讨论手术治疗的风险和收益，包括切开复位内固定或经皮复位内固定。她选择了微创的方法。先用顺行前柱螺钉固定粉碎的前柱。经皮使用Joker剥离子辅助复位，恢复前柱的轮廓。应用弯头导针技术将螺钉植入耻骨联合附近的耻骨上支，使粉碎的内侧获得足够的固定（图7.21f~h）。选用半螺纹螺钉，避免螺纹过于接近髋臼顶，当螺钉帽接触髂骨外板时应避免加压（图7.21i,j）。将肋骨剥离子经骨膜下置于后柱的四面体表面（图7.21k）。然后放置带有内侧叶片的Reinert钳，用于纠正后柱的内移（图7.21l）。髋关节屈曲110°，置于逆行后柱螺钉的导针。股骨头半脱位至后内侧缺损处（图7.21m）。植入逆行的后柱螺钉（图7.21n,o）。6周内避免髋部屈曲超过100°。在术后24h内，视觉模拟评分从术前的6~10分改善为0~3分。在术后6周的随访中，患者遵医嘱完全负重，没有使用辅助装置（图7.21p~r）。术后6个月，患者功能仍然正常，无疼痛感，也不需要辅助设备。

病例 2

一名79岁女性，高速机动车事故后骨盆环断裂，伴有双侧新月状骨折，右侧骶骨骨折，右侧耻骨联合附近上、下支骨折，左侧耻骨上、下支骨折和右侧"T"形髋臼骨折（图7.22a~e）。在S1水平的CT平扫提示没有骶髂螺钉的安全通道（图7.22f）。骨盆前环冠状位图像显示右侧上支节段性损伤和左侧上支移位骨折；还应注意与膀胱破裂所致的造影剂外渗（图7.22g）。右侧髋臼骨折矢状面重建，提示后柱骨折有轻微间隙（图7.22h）。

急诊行剖腹探查，修复腹膜内外的膀胱破裂，一并修复小肠浆膜撕裂。住院4天后，进行骨折固定。首先放置前方外固定架辅助复位、纠正右半骨盆的旋转。在S2通道植入骶髂关节螺钉固定右侧骶骨骨折，双侧S1骶髂关节螺钉固定新月形及骶骨骨折。将7.3mm的空心螺钉以逆行方式植入，复位右髋臼骨折后柱。由于前环多段粉碎，取出外固定架，用INFIX装

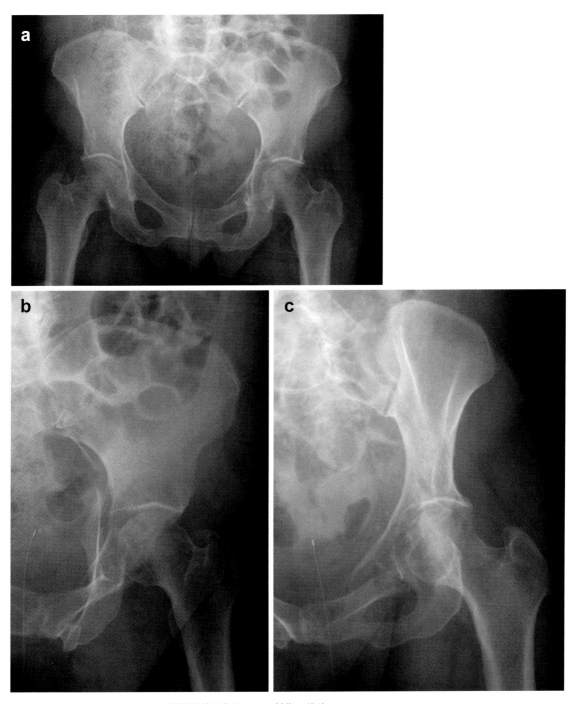

图 7.21　(a ~ c) 左侧 "T" 形髋臼骨折的前后位和 Judet 斜位 X 线片；

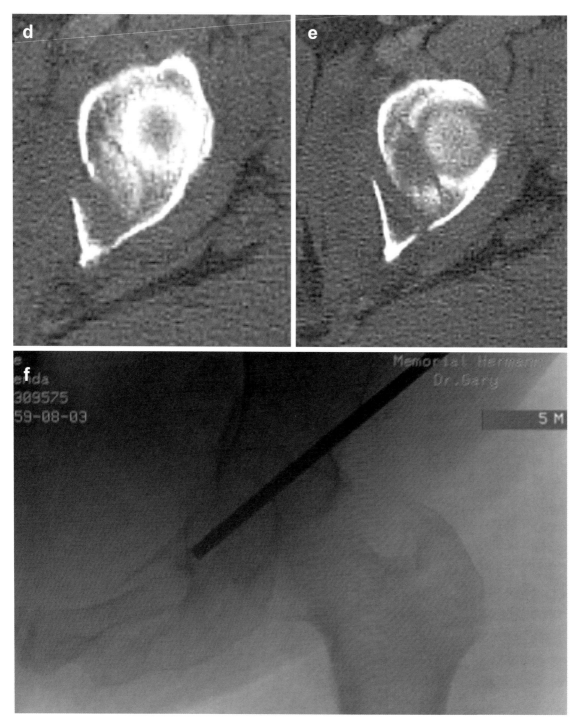

图 7.21 (d，e) 臼顶和臼顶下方的轴位 CT 显示后内侧压缩；(f) 用 5.0mm 的空心钻头植入骨折处，便于植入顺行前柱螺钉

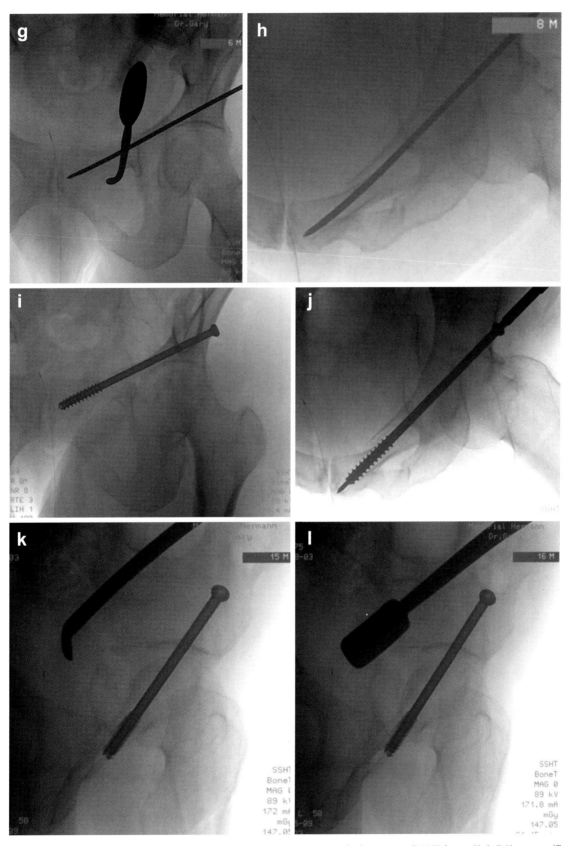

图 7.21　(g) 经皮插入 Joker 剥离子至闭孔环内侧抬起耻骨上支便于导丝穿过；(h) 入口位透视穿入 1 枚弯曲的 2.8mm 螺纹导丝直至耻骨联合附近；(i，j)7.3mm 空心螺钉植入后的闭孔出口位和入口位；(k) 髂骨斜位通过有限外侧窗将肋骨剥离器放置于四面体表面；(l) 通过有限外侧窗将 Reinert 钳置于四面体表面上

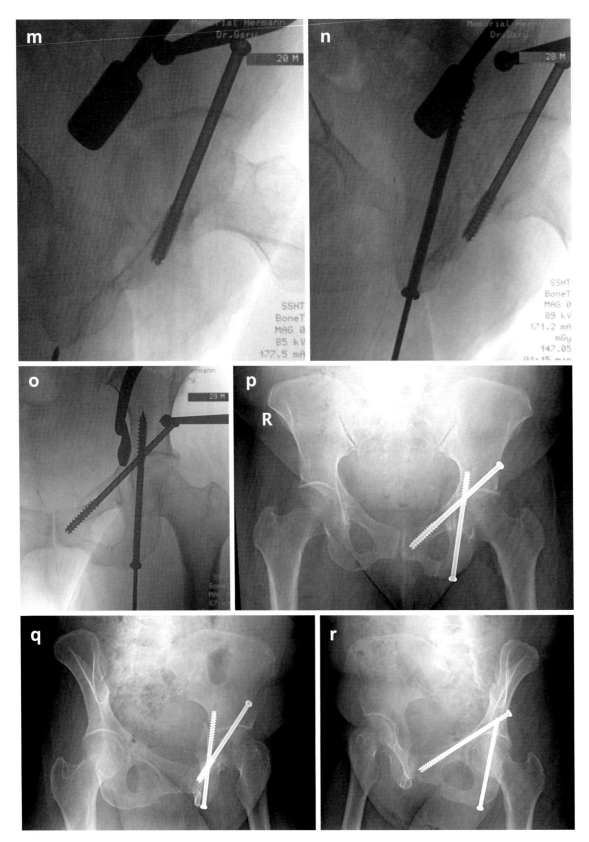

图 7.21 (m) 在拧紧夹钳后，髂骨斜位片显示后柱复位改善。注意逆行后柱螺钉导针的起始点；(n，o) 逆行后柱螺钉植入后的髂斜位和正位 X 线透视；（p）术后 6 周正位 X 线片；(q) 髂骨斜位；(r) 闭孔斜位（患者按照医生的建议负重后 2 周的情况）

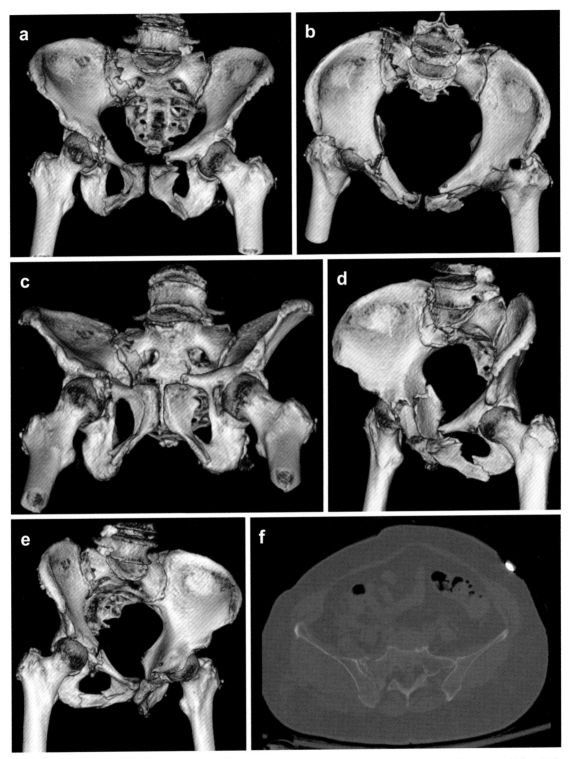

图 7.22　（a～e）显示右侧髋臼"T"形骨折合并骨盆环破裂的 CT 三维重建正位、入口位、出口位和 Judet 斜位；(f) 骨盆后环的轴位 CT 显示双侧新月形骨折和右侧骶骨骨折

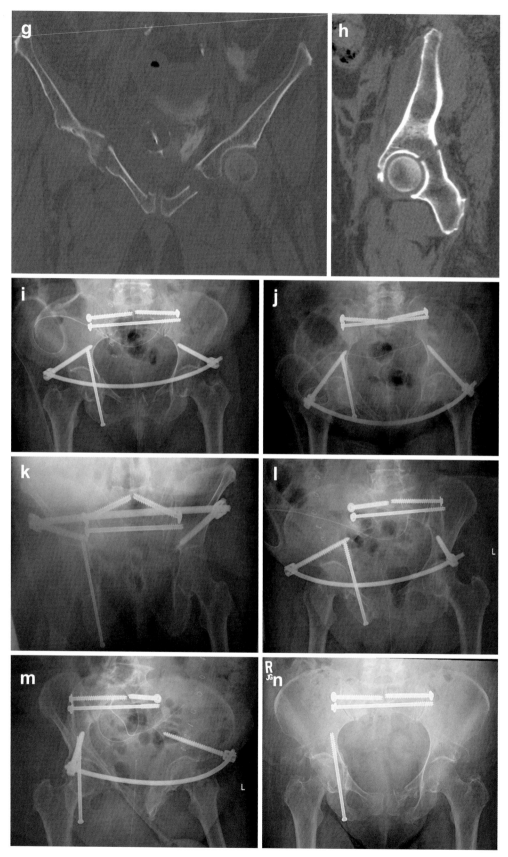

图 7.22　(g) 冠状位 CT 显示盆腔前环耻骨上支节段粉碎，注意外伤性膀胱破裂伴造影剂外溢；(h) 右侧髋臼矢状面重建显示"T"形髋臼骨折，后柱移位；（i～m）术后正位、入口位、出口位、斜位片；(n) 骨盆损伤后 6 个月的正位 X 线片

置固定右髋臼骨折和双侧上、下支骨折的前柱部分（图 7.22i~m）。INFIX 在手术后 4 个月取出，患者在伤后 6 个月功能完全恢复，并且可以在没有辅助装置的情况下行走（图 7.22n）。

7.7　结论

　　初步证据显示，切开复位内固定和有限切开复位内固定与经皮螺钉内固定的临床疗效在转归为全髋关节置换术使患者获得的功能结果方面相似。骨科医生在采用髂腹股沟入路切开复位内固定治疗老年患者时，开窗越来越少。一个单独 Stoppa 入路，允许放置一个骨盆内钢板来对抗不稳定的远端骨折块的内移。单独通过髂腹股沟入路外侧窗（有或没有中间窗）可以减少失血量和手术时间，不增加转归成全髋关节置换术的比例，并允许在骨盆缘的外侧放置钢板来对抗前方骨折块向近端的移位。目前还没有单纯使用外侧窗进行切开复位和内固定的系列文章发表，本文所述的有限切开复位方法与单纯的外侧窗复位技术几乎没有区别。两者的主要区别在于传统的外侧窗能够将钢板置于骨盆边缘外侧，而有限外侧窗仅采用螺钉固定。微创经皮手术的局限性仍然存在。所有发表的病例都来自一个研究机构，其拥有超过 20 年经验，为该技术研发了特殊设备。对于髋臼骨折，可用于螺钉固定的机会和骨性通道是受限制的，与定位和固定良好的钢板相比，螺钉固定髋臼的稳定性较差。有限的入路也会妨碍清理骨折端和直视下复位，骨科医生选择这种技术的同时也意味着选择了更低的复位质量。然而，有限地切开复位和经皮内固定提供了一种方法，对特定的患者，可以减少失血量和手术时间。我们建议对所有髋臼骨折患者，特别是老年患者采用个性化的治疗方案。

参考文献

[1]　Ferguson T, Patel R, Bhandari M, Matta J. Fractures of the acetabulum in patients aged 60 years and older: an epidemiological and radiological study. J Bone Joint Surg Br. 2010;92(2):250–257.

[2]　Laird A, Keating J. Acetabular fractures: a 16-year prospective epidemiological study. J Bone Joint Surg Br. 2005;87-B(7):969–973.

[3]　Matta J. Fractures of the acetabulum: accuracy of reduction and clinical results in patients managed operatively within three weeks after the injury. J Bone Joint Surg Am. 1996;78(11):1632–1645.

[4]　Tannast M, Najibi S, Matta J. Two to twenty year survivorship of the hip in 810 patients with operative treated acetabular fractures. J Bone Joint Surg Am. 2012;94:1559–1567.

[5]　Miller A, Prasarn M, Lorich D, Helfet D. The radiological evaluation of acetabular fractures in the elderly. J Bone Joint Surg Br. 2010;92(4):560–564.

[6]　Chen C, Nakayama M, Nevo E, Fetics B, Maughan W, Kass D. Coupled systolic-ventricular and vascular stiffening with age. Implications for pressure regulation and cardiac reserve in the elderly. J Am Coll Cardiol. 1998;32(5):1221–1227.

[7]　Franklin S, Gustin W, Wong N, Larson M, Weber M, Kannel W, et al. Hemodynamic pat- terns of age-related changes in blood pressure: the Framingham Heart Study. Circulation. 1997;96:308–315.

[8]　Gary J, Paryavi E, Gibbons S, Weaver M, Morgan J, Ryan S, et al. The effect of surgical treat- ment on mortality after acetabular

fracture in the elderly: a multicenter study of 454 patients. J Orthop Trauma. 2015;29(4):202–208.

[9]   Mullis BH, Dahners LE. Hip arthroscopy to remove loose bodies after traumatic dislocation. J Orthop Trauma. 2006;20(1):22–26.

[10] Bartlett CS, DiFelice GS, Buly RL, Quinn TJ, Green DS, Helfet DL. Cardiac arrest as a result of intraabdominal extravasation of fluid during arthroscopic removal of a loose body from the hip joint of a patient with an acetabular fracture. J Orthop Trauma. 1998;12(4):294–299.

[11] Anglen J, Burd T, Hendricks K, Harrison P. The "Gull sign": a harbinger of failure for internal fixation of geriatric acetabular fractures. J Orthop Trauma. 2003;17(9):625–634.

[12] Bible JE, Wegner A, McClure DJ, Kadakia RJ, Richards JE, Bauer JM, et al. One-year mortal- ity after acetabular fractures in elderly patients presenting to a level-1 trauma center. J Orthop Trauma. 2014;28(3):154–9. Epub 2013/06/14.

[13] Carroll E, Huber F, Goldman A, Virkus W, Pagenkopf E, Lorich D, et al. Treatment of acetabu- lar fractures in an older population. J Orthop Trauma. 2010;24(10):637–644.

[14] Gary J, Lefaivre K, Gerold F, Hay M, Reinert C, Starr A. Survivorship of the native hip joint after percutaneous repair of acetabular fractures in the elderly. Injury. 2011;42(10):1144–1151.

[15] Gary J, VanHal M, Gibbons S, Reinert C, Starr A. Functional outcomes in elderly patients with acetabular fractures treated with minimally invasive reduction and percutaneous fixation. J Orthop Trauma. 2012;26(5):278–283.

[16] Helfet D, Borrelli J, DiPasquale T, Sanders R. Stabilization of acetabular frcatures in elderly patients. J Bone Joint Surg Am. 1992;74(5):753–765.

[17] Herscovici D, Lindvall E, Bolhofner B, Scaduto J. The combined hip procedure: open reduc- tion internal fixation combined with Total hip arthroplasty for the Management of Acetabular Fractures in the elderly. J Orthop Trauma. 2010;24(5):291–296.

[18] Jeffcoat D, Carroll E, Huber F, Goldman A, Miller A, Lorich D, et al. Operative treatment of acetabular fractures in an older population through a limited Ilioinguinal approach. J Orthop Trauma. 2012;26:284–289.

[19] O'Toole R, Hui E, Chandra A, Nascone J. How often does open reduction and internal fixation of geriatric acetabular fractures Lead to hip arthroplasty? J Orthop Trauma. 2014;28(3):148–153.

[20] Suzuki T, Smith WR, Hak DJ, Stahel PF, Baron AJ, Gillani SA, et al. Combined injuries of the pelvis and acetabulum: nature of a devastating dyad. J Orthop Trauma. 2010;24(5):303–308.

[21] Moran C, Wenn R, Sikand M, Taylor A. Early mortality after hip fracture: is delay before surgery important? J Bone Joint Surg. 2005;87:483–489.

[22] Simunovic N, Devereaux P, Sprague S, Guyatt G, Schemitsch E, DeBeer J, et al. Effect of early surgery after hip fracture on mortality and complications: systematic review and meta- analysis. CMAJ. 2010;182(15):1609–1616.

[23] Gary JL, Paryavi E, Gibbons SD, Weaver MJ, Morgan JH, Ryan SP, et al. Effect of surgi- cal treatment on mortality after acetabular fracture in the elderly: a multicenter study of 454 patients. J Orthop Trauma. 2015;29(4):202–208.

[24] Koval K, Review ZJCC. Functional recovery after fracture of the hip. J Bone Joint Surg.1994;76:751–758.

[25] Cunningham BA, Ficco RP, Swafford RE, Nowotarski PJ. The modified iliac oblique-outlet view: a novel radiographic technique for Antegrade anterior column screw placement. J Orthop Trauma. 2016;30(9):e325–330.

[26] Routt MC Jr, Simonian PT, Grujic L. Preliminary report: the retrograde medullary superior pubic ramus screw for the treatment of anterior pelvic ring disruptions: a new technique. J Orthop Trauma. 1995;9(1):35–44.

[27] Starr A, Jones A, Reinert C. Percutaneous fixation of the columns of the acetabulum: a new technique. J Orthop Trauma. 1998;12(1):51–58.

[28] Azzam K, Siebler J, Bergmann K, Daccarett M, Mormino M. Percutaneous retrograde poste- rior column acetabular fixation: is

the sciatic nerve safe? A cadaveric study. J Orthop Trauma. 2014;28(1):37–40.

[29] Sen M, Harvey EJ, Steinitz D, Guy P, Reindl R. Anatomical risks of using supra-acetabular screws in percutaneous internal fixation of the acetabulum and pelvis. Am J Orthop (Belle Mead NJ). 2005;34(2):94–96.

[30] Flierl MA, Stahel PF, Hak DJ, Morgan SJ, Smith WR. Traction table-related complications in orthopaedic surgery. J Am Acad Orthop Surg. 2010;18(11):668–675.

[31] Kazemi N, Archdeacon MT. Immediate full weightbearing after percutaneous fixation of ante- rior column acetabulum fractures. J Orthop Trauma. 2012;26(2):73–79.

[32] Gardner MJ, Nork SE. Stabilization of unstable pelvic fractures with supraacetabular compres- sion external fixation. J Orthop Trauma. 2007;21(4):269–273.

[33] Letournel E, Judet R. Fractures of the acetabulum. 2nd ed. New York: Springer; 1993.

[34] Harper C, Lyles Y. Physiology and complications of bed rest. J Am Geriatr Soc.1998;36:1047–1054.

[35] Spencer R. Acetabular fractures in older patients. J Bone Joint Surg Br. 1989;71:774–776.

[36] Westerman RW, Hull P, Hendry RG, Cooper J. The physiological cost of restricted weight bearing. Injury. 2008;39(7):725–727.

[37] Koval KJ, Sala DA, Kummer FJ, Zuckerman JD. Postoperative weight-bearing after a fracture of the femoral neck or an intertrochanteric fracture. J Bone Joint Surg Am. 1998;80(3):352–356.

[38] Mouhsine E, Garofalo R, Borens O, Wettstein M, Blanc CH, Fischer JF, et al. Percutaneous retrograde screwing for stabilisation of acetabular fractures. Injury. 2005;36(11):1330–1336.

[39] Geerts WH, Code KI, Jay RM, Chen E, Szalai JP. A prospective study of venous thromboem- bolism after major trauma. N Engl J Med. 1994;331(24):1601–1606.

[40] Guyatt GH, Akl EA, Crowther M, Schunemann HJ, Gutterman DD, Zelman Lewis S, et al. Introduction to the ninth edition: antithrombotic therapy and prevention of thrombosis, 9th ed: American College of Chest Physicians Evidence-Based Clinical Practice Guidelines. Chest. 2012;141(2 Suppl):48S–52S.

[41] Archdeacon M, Kazemi N, Collinge C, Budde B, Schnell S. Treatment of protrusion fractures of the acetabulum in patients 70 years and older. J Orthop Trauma. 2013;27:256–261.

第 8 章　单独全髋关节置换术选择性治疗老年髋臼骨折

John M. Whatley, Andrew H. Schmidt, Theodore T. Manson

8.1　简介

在一些情况下，髋臼骨折患者可以通过单独的全髋关节置换术治疗，而不对髋臼骨折进行切开复位内固定。

这些情况通常合并小的后壁骨折，医生觉得不影响获得髋臼假体的稳定性。在这种情况下，髋关节置换时不需要进行传统的后壁切开复位及内固定。

另外一种情况是老年患者髋臼粉碎骨折，合并严重骨质疏松、骨质条件差，通过笼架、髋臼顶部加强环、Cup-Cage 技术重建髋臼，而不对髋臼的柱进行切开复位内固定。

在本章，我们将探讨不对骨折进行固定一期髋关节置换术的适应证和技术。

8.2　髋臼骨折使用后侧入路进行单独全髋关节置换术

8.2.1　适应证

老年髋臼骨折进行全髋关节置换术而不对髋臼骨折进行内固定，其适应证是在获得髋臼早期稳定性这种特殊的情况下。单独进行关节置换可能需要复杂的重建技术，这些技术经常用在关节翻修手术中（图 8.1），在有些情况下对一个柱或两个柱增加固定重建解剖位置和稳定性，以允许使用普通假体。

在大多数的单独前壁骨折中可以较为容易地完成一期关节置换。当后壁骨折块比较小或靠近边缘时，后壁骨折可以忽略，通过单独的全髋关节置换术治疗。所以在一些后壁骨折病例中，骨折块的尺寸和位置，对髋臼假体稳定性有较大的影响，相比于前壁骨折则没有较大影响。位置较低、骨折块较小的后壁对髋臼稳定性影响较小。然而，后壁骨块越靠近近端或涉及臼顶负重区的一部分时，达到髋臼假体稳定而不额外固定是具有挑战性的。

然而，在一些骨折中，可以考虑使用髋臼翻修假体和相关技术。比如说涉及前柱的骨折，Enocson 等描述使用 Brush-Schneider 重建加强环放入髋臼假体中，假体使用骨水泥而不对骨折进行固定。这项技术同样可以使用在前柱及后半横形骨折。因为髋臼软骨下骨与主骨不连续，作者不提倡在双柱骨折使用这种技术。Malhotra 描述了一种类似的使用聚乙烯内衬与特殊内植物滑配技术。作者在术前同样排除双柱骨折，但是另外包括了 15 例简单骨折和复合骨折患者。

Chana-Rodiguez 描述的 Cup-Cage 技术也被使用。小范围报道了 6 例老年髋臼骨折，在固定的抗突出笼架上使用骨长入钽金属臼杯的修复方法。在他们的描述中有 3 例简单骨折，3 例复合骨折，无双柱骨折病例，所有病例均使用后侧入路。

最终，在一些无法修复的后壁骨折病例中，患者的股骨头可以用来进行早期结构性植骨，正如在翻修手术中作为同种异体骨使用（图 8.2）。在髋臼清理后的骨缺损处，使用这些骨头进行塑形以填充骨缺损，通过多枚拉力螺钉与骨盆固定（图 8.2~图 8.5）。一旦被固定后，这些骨块可与剩余的髋臼进行扩锉，帮助重建髋臼边缘。

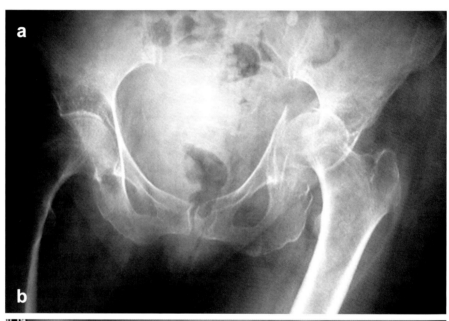

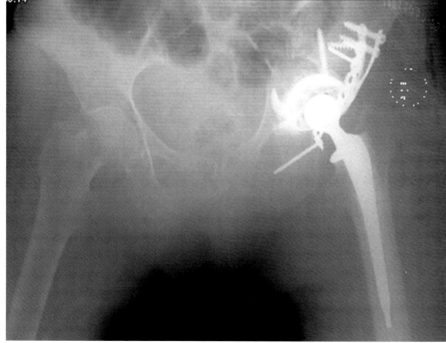

图 8.1 (a,b)97 岁女性患者，前柱伴后半横形骨折合并移位，使用 3.5mm 波浪形重建加强环和重建笼架固定后柱，使用水泥型聚乙烯臼杯，以及股骨水泥假体

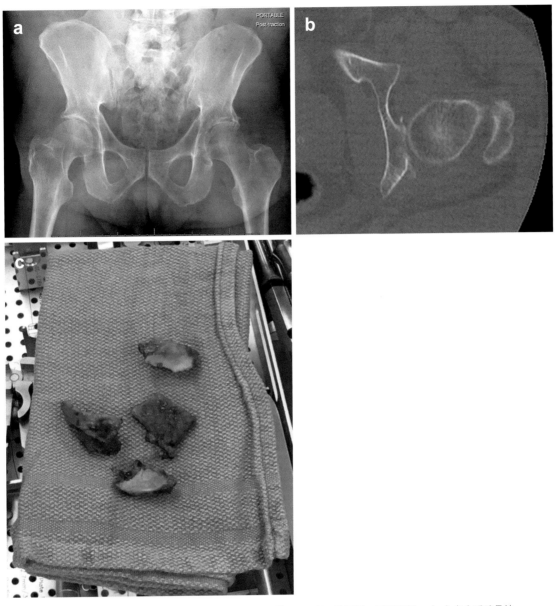

图 8.2　（a）68 岁男性患者，左侧髋部骨折脱位；（b）轴位 CT 显示压缩严重，后壁骨折；（c）多个后壁骨块

8.2.2　外科技术：后侧入路

单独的后壁骨折或后壁骨折块较小而不能进行固定时，单独进行 THA 而不对骨折进行固定是可行的。后侧入路患者一般采用腰麻或全麻，通常留置尿管，然后患者摆放为侧卧位，患侧髋部在上。整个下肢消毒。髋部前侧的固定器摆放要特别注意，以允许术中髋关节屈曲 90°。在术前静脉使用抗生素后，髋部外侧做一个纵行或轻微弧形切口。分离并纵行劈开髂胫束，去除大转子滑膜以便于显露。一把拉钩置于髋部外展肌下，显露梨状肌、上下孖肌、闭孔内肌、股方肌，从其股骨近端止点剥离。梨状肌和三头肌的肌腱通常使用缝线标记。在这一步，通常可以触摸到后壁骨块，接下来显露后关节囊并切开。标记上、下关节囊瓣以便于修复。根据术前模板测定结果，用摆锯进行股骨颈截骨。去掉股骨头和股骨颈，这时候可

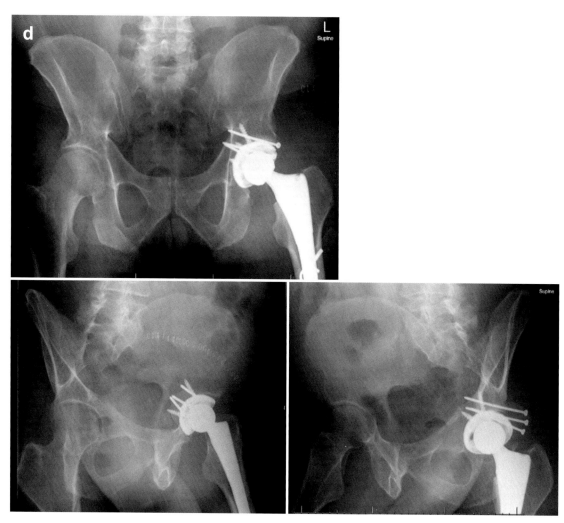

图 8.2 （d）术后正位和 Judet 位显示非骨水泥全髋关节置换术，使用股骨头结构性植骨重建不可修补的后壁

以更容易显露后壁骨折。如果后壁骨折不需要固定，就可以开始扩锉髋臼了。在扩锉结束后，植入试模。如果试模稳定，就可以植入最终的假体，因为已经具有压配的稳定性。进一步使用多枚螺钉固定加强稳定性。一旦确定了髋臼的稳定性，小的后壁骨块便可以去除。

有一种传统的方法描述了髋臼骨折一期全髋关节置换术使用环扎的办法进行固定。在 Mears 和 Velyvis 报道的病例中，所有患者采用侧卧位，根据骨折形态使用 3 种入路，后侧、前外侧或扩大的外侧入路。将移位的柱的骨折或臼顶上方横形骨折进行复位和螺钉固定。臼顶下缘和臼顶下方骨折线或前柱骨折合并四面体移位，使用两根 2 号缝线进行捆扎固定。典型的方法是通过在髂前下棘钻孔并通过坐骨小切迹。然后进行扩锉髋臼，选用比髋臼锉大一号的试模，最后植入假体并通过多枚螺钉固定。

有文献描述选用其他形式的髋臼假体并不对髋臼进行固定的方法。Enocson 等描述使用 Burch-Schneider 重建加强环固定髋臼假体。在他们描述的 15 例患者中，2 例采用后侧入路，其他 13 例采用改良 Hardinge 入路。没有对骨折进行复位。去除髋臼软骨，同样去除了股骨头软骨，修整后的股骨头作为自体植骨材料打压植入髋臼骨折线中。Burch-Schneider 重建加强

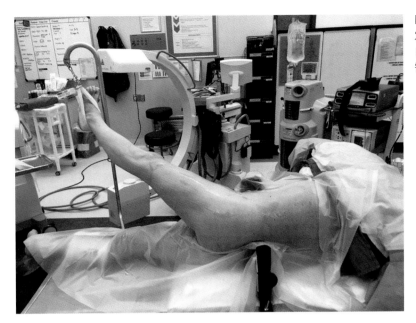

图 8.3　患者采用侧卧位，使用固定器保持骨盆稳定，并且髋部可以自由活动。肢体不用手术单覆盖，需要时使用影像增强器

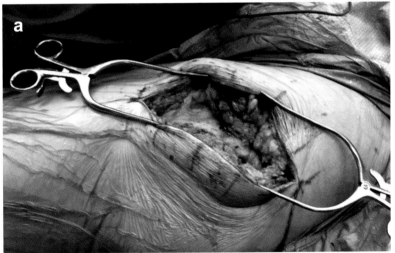

图 8.4　（a,b）以大转子为中心做弧形切口，显露髂胫束。沿股骨轴线切开，显露近端的臀大肌

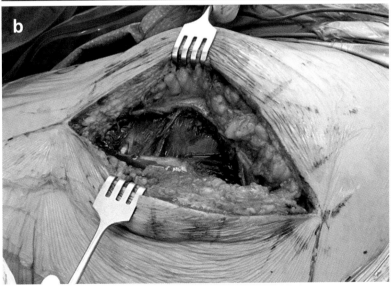

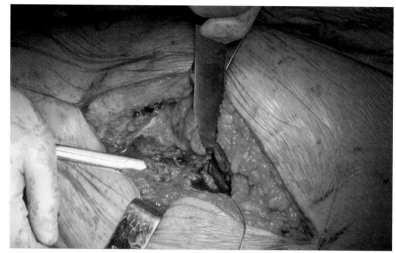

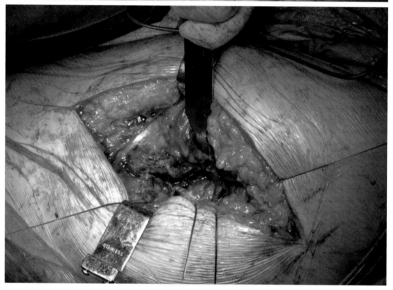

图 8.5 在弧形的终点使用一把 Homan 拉钩用来向前方牵开臀中肌，将剪刀放置在闭孔内肌联合腱和上下孖肌的下方。切开短外旋肌和梨状肌，使用缝线牵开，显露后关节囊和后壁骨块

环通过螺钉固定于完整的主骨上。聚乙烯假体使用骨水泥放置在 Burch–Schneider 重建环内。

　　在 Chana–Rodriguez 描述的 Cup–Cage 技术中，通常使用后侧入路。尽管不使用钢板固定骨折，柱的移位骨折或臼顶上方横形骨折经复位钳复位后采用螺钉固定。去除关节内软骨，使用修整后的股骨头进行自体植骨植入缺损处。然后将多孔可供骨长入的压配臼杯假体植入，使用螺钉进行固定。然后使用防突出的笼架固定在主骨和坐骨上，附加螺钉通过笼架和臼杯进行固定。防突出笼架放置完成后，聚乙烯髋臼内衬可以通过骨水泥放置到位，使得骨水泥渗入抗突出笼架和髋臼的金属压配臼杯。

　　尽管这种方法采用后侧入路，建议修补关节囊以增加稳定性。清除坏死肌肉以减少术后异位骨化的发生。术后预防性限制髋关节屈曲、内收、内旋。

8.2.3 术后处理

　　对于髋臼骨折一期全髋关节置换术后如何护理尚未达成一致。大多数作者提倡术后当天或第 2 天开始活动。类似其他的髋关节置换手术，术后静脉使用抗生素 24h 以预防感染。根据切口的类型和可能预测到的髋关节不稳定性，采用髋部的预防措施。术后是否放置引流可根据医生的评估决定。

　　关于髋臼骨折一期 THA 术后负重时间，文献报道没有一致性。Mears 和 Velyvis 报道了 57 例患者术后即刻活动，但是我们在研究时嘱患者术后 6 周内患肢限制性负重。Enocson 报道 15 例患者采用同样术后负重方案。在 Malhotra 的报道中，患者术后 48h 内进行活动，术后 3 周内部分负重，术后 6 周全负重。在 Chana-Rodriguez 描述的病例中，术后引流拔除后从术后 2~10 天即开始全负重。

　　同样，术后下肢深静脉血栓预防在文献中也有不同。Mears 报道使用华法林或低分子肝素至术后 3 周。Chana-Rodriguez 报道了 6 例患者术后使用 LMWH 4 周。Enocson 预防性使用 LMWH 10~14 天。

　　文献描述的异位骨化的预防也有不同。Malhotra 描述了 15 例患者预防性使用吲哚美辛至术后 2 周，在其他文献中，没有使用吲哚美辛预防异位骨化。

8.3　髋臼骨折单独全髋关节置换术使用前侧入路

8.3.1　适应证

　　单独的前壁或后壁骨折患者，通常采用单独的全髋关节置换术，而不对后壁或前壁部分进行传统的切复内固定。

　　通常，这种方法在后壁骨折中使用，骨科医生采用 Hardinge、Watson-Jones 或者直接的髋部前侧入路。

　　在许多后壁骨折中，梨状肌，上、下孖肌，闭孔内肌可能由于创伤而被撕裂和破坏。然而，闭孔外肌附着于转子后侧，股方肌附着于大转子后侧，它们通常是完整的。它们对髋关节置换术后髋部稳定具有重要作用。

　　骨科医生可以使用直接前侧入路或 Hardinge 入路进行单独髋关节置换，保留后侧结构完整，这样增加了自然状态下的稳定性。

　　为了可以采用这种措施，髋臼前侧部分应该完整。换句话说，坐骨附着的软骨下骨应该完整，同样包括髂前下棘附着的软骨下骨。在全髋关节翻修术，原则上通常使用 Jumbo 杯（大杯）重建，此时骨科医生可以"忽视"髂前下棘软骨下骨和坐骨软骨下骨之间的后壁部分以及髋臼边缘部分（图 8.6）。在多数的后壁骨折，髂前下棘附着的软骨下骨完整，但是骨科医生应该仔细查看 CT 以确定坐骨下仍有软骨下骨附着，作为髋臼的第二固定点(图 8.7~图 8.15)。

8.3.2　外科技术：前侧入路

　　患者采用仰卧位或者侧卧位，使用 Hardinge、Watson-Jones 或直接前侧入路。这些入路的一个好处是患者采用仰卧位。当患者采取仰卧时，麻醉者便于对患者胸部及双臂进行操作。另外，如果进行双腿手术准备并且没有被手术单覆盖，可以在手术的最后比较双下肢长度。

　　在我们中心，采用直接前侧髋关节入路，股骨常规进行手术准备。一个标准尺寸的放射

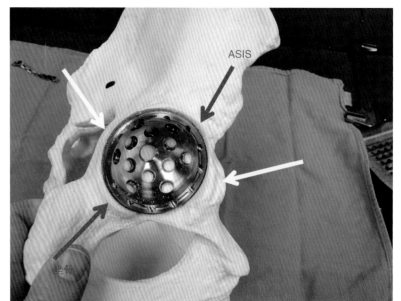

图 8.6　髋臼假体稳定性最重要的骨性标志是髂前下棘的软骨下骨和坐骨的软骨下骨（红色箭头）。后壁的骨性轮廓和邻近髂耻隆起的前壁，对髋臼稳定性起次要作用（黄色箭头）

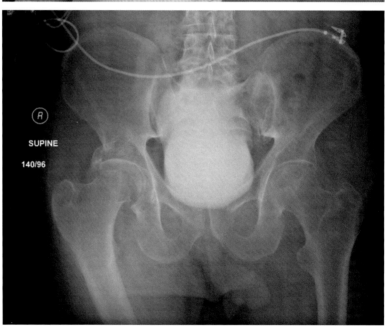

图 8.7　这个老年患者是由摩托车撞击导致的髋臼后壁骨折伴脱位

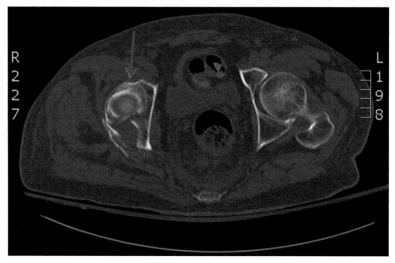

图 8.8　CT 显示髋臼上方连接髂前下棘的软骨下骨完整

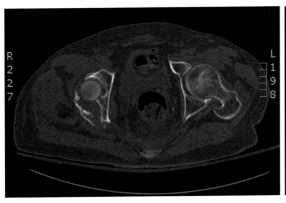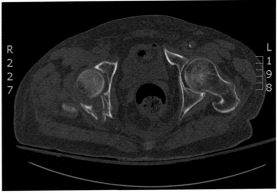

图 8.9 和图 8.10 连续远端 CT 平扫显示明显的后壁粉碎骨折

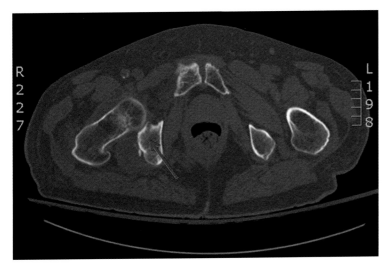

图 8.11 CT 检查髋臼下部和坐骨，显示附着于髋臼下部和坐骨的软骨下骨完整。髂前下棘和坐骨这两个点是楔入 Jumbo 臼杯重要的两个点

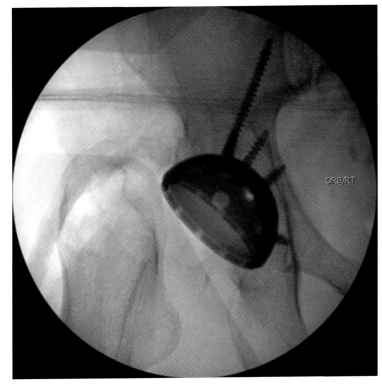

图 8.12 同一个患者采用直接前侧入路，术中前后位透视显示，在髂前下棘和坐骨间，一个多孔的臼杯假体嵌入固定稳定。使用多孔的臼杯假体可以在髋臼中央的上方和下方进行螺钉固定

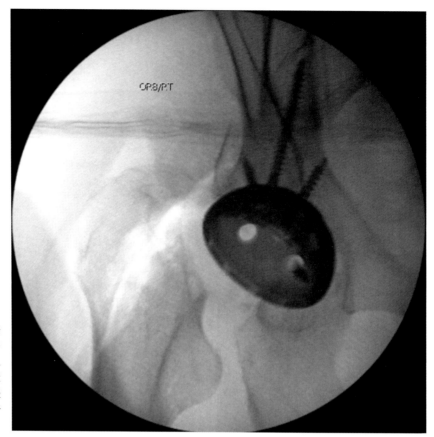

图 8.13　采用直接前侧入路术中闭孔斜位透视显示，多枚螺钉在骨性通道边缘之内。1 枚长螺钉的头部邻近坐骨支撑区。后壁骨块已经被嵌入植骨，没有对其进行直接复位或固定

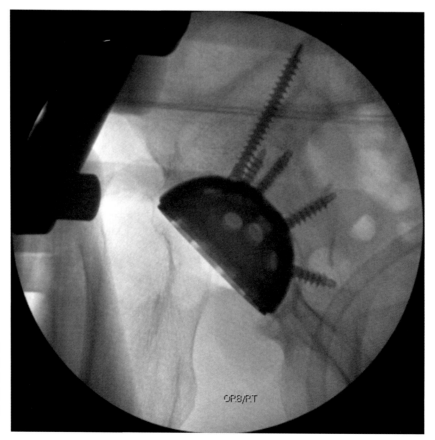

图 8.14　采用直接前侧入路髂骨斜位透视显示，这枚长螺钉邻近坐骨支撑区，同时也显示多枚靠近下方的螺钉朝向后侧，在后柱和坐骨的边缘之内

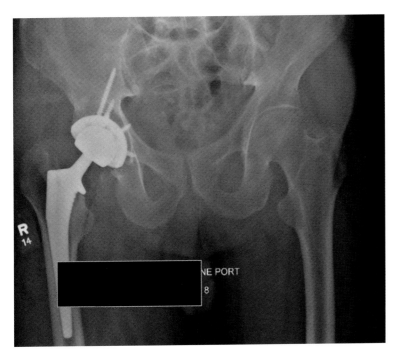

图 8.15　术后 X 线片显示标准的非骨水泥干和非骨水泥多孔髋臼的组件，在这种情况下，髋臼假体比我们通常使用的要大一些，但很少有使用的髋臼假体比诊断为非骨折的骨关节炎的患者使用的假体大超过 4mm

球放在对侧髋部，术前透视以确定髋臼尺寸，股骨尺寸，小转子上截骨平面。选用突出笼架时需要谨慎，虽然目前我们中心没有发现必须要使用笼架。

对于髋臼侧的准备，我们通常在髋臼窝底部中间，首先使用比预计假体小 6mm 的髋臼锉。然后扩锉髋臼至小于最终假体 1mm。然后嵌入一个多孔可渗透的翻修髋臼假体，通过髋臼横韧带和透视以确保假体放置。在假体放入之前，确定坐骨附着的软骨下骨和髂前下棘附着的软骨下骨完整，假体楔入放在两个点之间。对取下的股骨头进行修整，松质骨可以放入髋臼进行扩锉以填充存在缺损的后壁。在嵌入髋臼假体之后，植入多枚附加螺钉。我们倾向于向髂骨方向植入多枚螺钉，同时向坐骨和髋臼窝植入多枚螺钉，以预防髋臼假体在外展时失效。一般使用 3~5 枚螺钉进行髋臼固定（图 8.12~ 图 8.15）。

这个步骤完成及最终的假体植入后，术中进行双侧足跟和内踝关节比较以确定下肢长度恢复（图 8.16）。有一个重要的警告，足跟必须居中并且在耻骨联合中线的下方，这样要求的目的是准确检查下肢的长度。下肢进行消毒并且不用手术单覆盖，髋关节深度屈曲进行标准的髋部撞击检查，同样进行髋部内旋、外旋和伸展检查。患者采用仰卧位，可以进行 Matta 的模板覆盖技术以通过影像学确定下肢长度相等。

8.3.3　术后处理

大部分患者术后根据患侧髋臼的骨量可以进行下地全负重或半负重。通过这种技术髋臼假体的固定通常是满意的，我们还没有允许患者术后即刻进行负重。在术后 6 周的随访中，所有患者均允许全负重，并且逐渐放弃助步器。正规的物理治疗通常从术后 6 周开始，有些患者进行了全负重之后，在觉得无不适的情况下鼓励其开始行走练习，这样可以增强髋部肌肉力量。

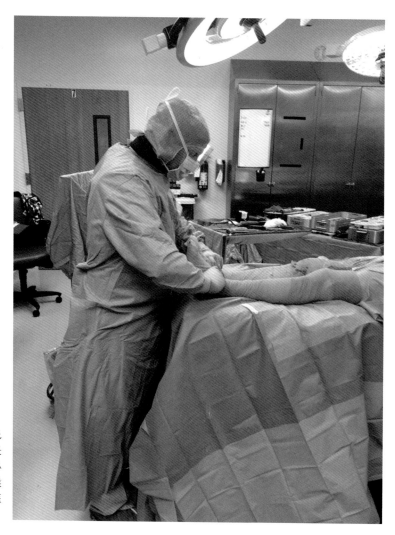

图 8.16 对双下肢术区进行消毒，允许通过足跟和内踝直接比较双下肢长度。为了确保这项技术准确，足部必须放置在耻骨联合的中线上。有时候可能需要助手触及耻骨联合以提醒医生将下肢放在合适的位置以测量长度

参考文献

[1] Enocson A, Blomfeldt R. Acetabular fractures in the elderly treated with a primary Burch-Schneider reinforcement ring, autologous bone graft, and a total hip arthroplasty: a prospective study with a 4-year follow-up. J Orthop Trauma. 2014;28(6):330–337.

[2] Malhotra R, Singh DP, Jain V, Kumar V, Singh R. Acute total hip arthroplasty in acetabular fractures in the elderly using the Octopus system. Mid term to long term follow-up. J Arthroplasty. 2013;28:1005–1009.

[3] Chana-Rodríguez F, Villanueva-Martínez M, Rojo-Manaute J, Sanz-Ruíz P, Vaquero-Martín J. Cup-cage construct for acute fractures of the acetabulum, re-defining indications. Injury. 2012;43(Suppl 2):S28–32.

[4] Letournel E. Acetabulum fractures: classification and management. Clin Orthop Rel Res.1980;(151):81–106.

[5] Mears DC, Shirahama M. Stabilization of an acetabular fracture with cables for acute total hip arthroplasty. J Arthroplast. 1998;13(1):104–107.

[6] Mears DC, Velyvis JH. Acute total hip arthroplasty for selected displaced acetabular fractures two to twelve-year results. J Bone

Joint Surg Am. 2002;84(1):1–9.

[7]　Sheth D, Cafri G, Inacio MC, Paxton EW, Namba RS. Anterior and anterolateral approaches for THA are associated with lower dislocation risk without higher revision risk. Clin Orthop Relat Res. 2015;473(11):3401–3408.

[8]　Beaulé PE, Griffin DB, Matta JM. The Levine anterior approach for total hip replacement as the treatment for an acute acetabular fracture. J Orthop Trauma. 2004;18(9):623–629.

[9]　Matta JM, Shahrdar C, Ferguson T. Single-incision anterior approach for total hip arthroplasty on an orthopaedic table. Clin Orthop Relat Res. 2005;441:115–124.

第 9 章　切开复位内固定附加全髋关节置换

Theodore T. Manson

9.1　通过前方入路切开复位内固定附加全髋关节置换

9.1.1　简介

对一些选择性的髋臼骨折，切开复位内固定（ORIF）附加全髋关节置换（THA）通过一个切口同时完成是有可能的。Levine 于 20 世纪 40 年代描述了通过 Smith-Peterson 扩展到前方骨盆内入路处理合并内突的髋臼中心骨折。

Beaule 和 Matta 在 21 世纪初期再次利用这种入路行切开复位内固定附加全髋关节置换。这种入路的优点在于在患者仰卧位的时候可以处理前方的粉碎性骨折并且进行髋关节操作。同时麻醉团队也可以很好地管理胸部、上肢和气道。但是，这种入路应根据患者骨折类型谨慎选择。

9.1.2　适应证

应用前侧入路行切开复位内固定附加全髋关节置换的最佳病例选择是：粉碎区或骨折线破坏与髂前下棘（AIIS）相连的软骨下骨。

正如前面章节所仔细描述的，与坐骨和髂前下棘相连的软骨下骨之间是非骨水泥假体获得压配的关键点（图 8.6）。

手术的主要目的是恢复这两个关键点之间的稳定性以达到髋臼假体的良好匹配。粉碎区或骨折线破坏与髂前下棘（AIIS）相连的软骨下骨的患者，很难通过髋关节后侧入路恢复坐骨与髂前下棘的关系。

多数老年髋臼骨折损伤方形区和髂前下棘表现为内突。在多数这种病例中，后柱骨折（如果累及的话）往往移位不大，这些患者前侧入路是理想的选择。

9.1.3　手术技术

患者取平卧位，可以用 Hanna 床或全透光的平板手术床，例如 Jackson 床或 OSI 床。用全透光的平板手术床时，患者的躯干和臀部用折叠的毯子抬高，使髋关节处于过伸位方便股骨侧操作（图9.1）。在我们中心，直接前入路全髋关节置换用的是常规的手术床。但是常规的手术床由于轨道的影响，导致髂骨斜位透视困难，所以需要患者的躯干和臀部用折叠的毯子抬高（图9.2）。随着骨科医生技术的进步，患者可以直接躺平在手术床上而不需要躯干抬高。

　　双下肢、髋关节消毒暴露于术野。如果需要附加Stoppa入路，耻骨联合也要消毒、暴露，以免再次消毒准备（图9.3）。

　　切口类似标准的前侧入路，位于髂前上棘（ASIS）外侧2~3cm。切口朝向髂前上棘弧向近端后侧至髂骨翼（图9.3）。我们在做直接前侧入路的时候通常首先显露髋关节。阔筋膜张肌鞘于中线劈开保护股外侧皮神经（图9.4），旋股外动脉升支电凝止血，切开关节囊暴露股骨颈、股骨头。在这个时候，股骨头可以保留在原位也可以切除以便髋臼骨折复位。为了尽可能地实现双下肢等长，股骨颈截骨长度按照对侧完好的髋关节作为模板。髋关节显露后可以向上暴露髂前上棘。在髂前上棘止点处松解腹股沟韧带，以缝线标记方便术后修复（图9.5），或者做髂前上棘边缘截骨手术结束前进行骨性修复。

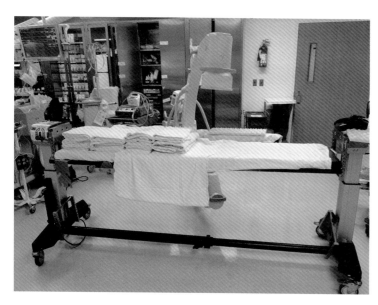

图9.1　标准的全透视平板手术床可以用于前侧入路也可以用于后侧入路。如果用Levine入路进行髋臼骨折切开复位内固定同时行全髋关节置换，则要用折叠的毯子抬高躯干。这样才能在准备股骨的时候过伸髋关节

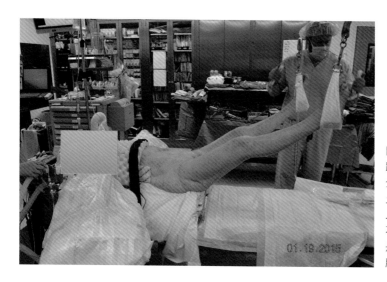

图9.2　这张照片显示患者准备通过前入路进行髋臼骨折切开复位内固定同时行全髋关节置换，用折叠的毯子抬高躯干，允许髋关节过伸。以后随着术者通过前入路进行髋关节置换技术的提高就可以不用过伸髋关节。现在作者在手术中都是把患者放置在平板全透视床上，准备股骨的时候髋关节避免过伸

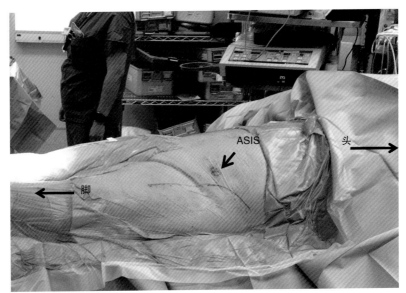

图 9.3　这张照片显示患者仰卧位，医生准备通过前入路髋臼骨折切开复位内固定同时行全髋关节置换。患者的头位于图的右侧，脚位于图的左侧。切口自髂前上棘外侧 2～3 横指沿髂嵴脊弧向近端后侧，如果患者的腹部特别突出可以把切口再偏外侧

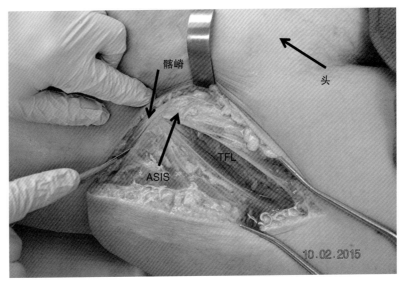

图 9.4　这张图显示右髋尸体解剖，尸体的头位于图的左侧。做标准的阔筋膜张肌鞘中部切口，向近端延伸，在上腹外斜肌腱膜于阔筋膜之间跨过髂嵴

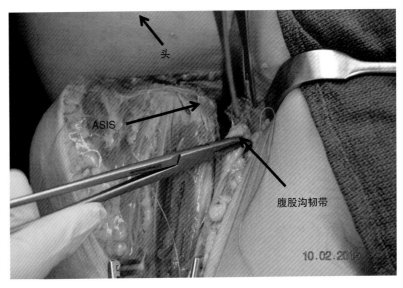

图 9.5　骨盆内解剖以及前方入路时从髂前上棘切下腹股沟韧带，这是骨膜下松解用不可吸收线标记，手术结束时要在髂前上棘上钻孔，用缝线修复

　　髂窝内骨膜下抬起髂肌,屈曲髋关节放松血管神经结构。牵开器通过骨盆缘进入真骨盆(图9.6)。低位前柱前壁的进一步显露可以做股直肌止点松解，这一步大部分都不需要。如果需要切断股直肌，我们喜欢做髂前下棘截骨，修复时可以以骨与骨固定（图9.7，图9.8）。

　　骨盆固定的目的不是为了解剖复位，而是为了与髋臼相连的髂前下棘的软骨下骨。通常使用3.5mm的重建钢板作为最终固定。为了"锁住"四面体骨折，直接穿过在臼窝内侧的长螺钉可以坚强地固定这些骨折（图9.9~图9.11）。

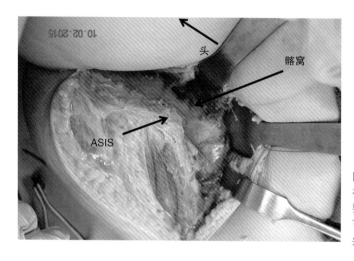

图9.6　骨膜下剥离髂肌显露髂窝。要小心的是在这个区域有一支粗滋养血管进入髂骨，经常需要电凝止血。钝性牵开器放置于骨盆缘内侧。也可以参照标准的Ganz髋臼截骨入路，用一把带尖的牵开器放置于髂耻隆起

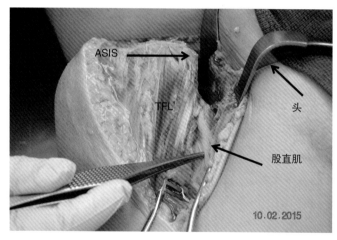

图9.7　多数病例股直肌直头止点可以在髂前下棘上保留。股直肌向内侧牵开，如果术者想做标准的前入路全髋关节置换可以松解股直肌翻折头

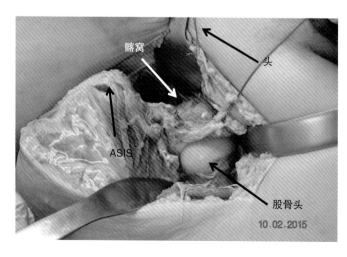

图9.8　如果需要进一步显露则可以在髂前下棘松解股直肌止点，可以骨膜剥离也可以做髂前下棘截骨。在这种情况下作者偏爱髂前下棘截骨，松解股直肌可以进一步地增加显露范围，但是往往没有必要

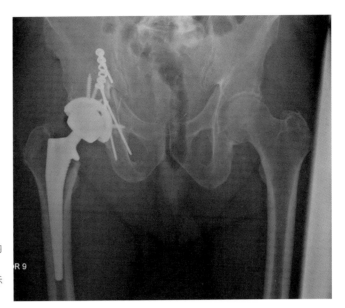

图 9.9 术后骨盆正位 X 线片，平行于方形区的长螺钉前后柱之间固定。我们用多孔髋臼假体，在髋臼假体对应的上下方打入螺钉，股骨侧用标准的非骨水泥假体

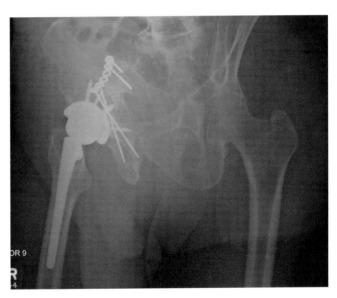

图 9.10 术后髂骨斜位 X 线片，四面体的长螺钉在髋臼假体内侧固定前、后柱

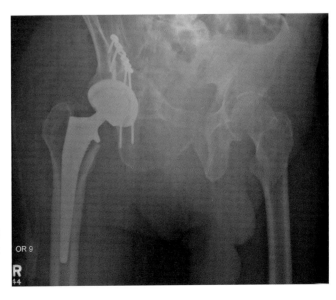

图 9.11 术后闭孔斜位显示钢板和位于髂前下棘和坐骨之间的固定前后柱的长螺钉。前、后柱之间的关系形成髂前下棘和坐骨之间的楔形结构，对稳定髋臼假体是非常重要的

后柱损伤如果没有显著移位也可以通过这个入路得到良好的复位，可以用 3.5mm 或 7.3mm 的螺钉从髂窝固定后柱（图 9.11~ 图 9.14）。

如果四面体粉碎，可以另外做 Stoppa 入路固定，这个入路可以用钢板或螺钉直接固定四面体粉碎性骨折（图 9.15~ 图 9.20）。在实际应用中很少用到，但确实有效。

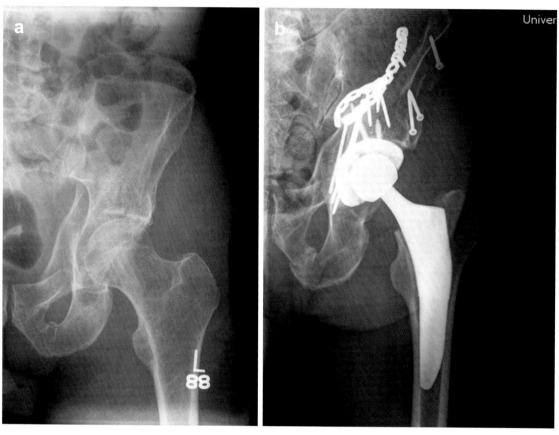

图 9.12　（a,b）患者术前 X 线片显示前柱粉碎性骨折，钢板在髋臼内面固定建立髂前下棘与坐骨之间的稳定关系。在这个病例中，做了髂前上棘和髂前下棘截骨，手术结束前用 3.5mm 螺钉固定

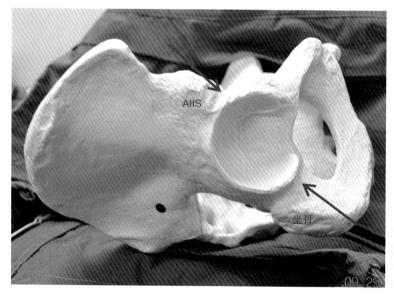

图 9.13　骨盆模型显示对髋臼假体稳定重要的两个点。髂前下棘和坐骨之间的关系非常重要，在植入髋臼假体的时候它们绝对不能分开

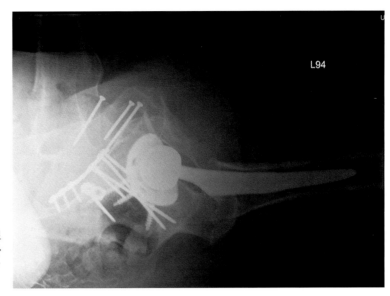

图 9.14　垂直于手术床的侧位影像显示图 9.12 的病例中，从骨盆缘到坐骨螺钉的长度，如图 9.13 描述的固定了髂前下棘与坐骨之间的稳定性关系

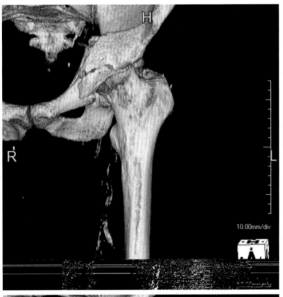

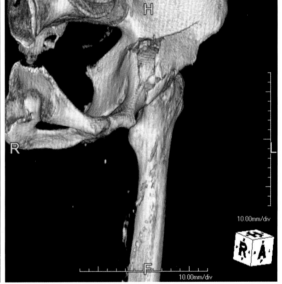

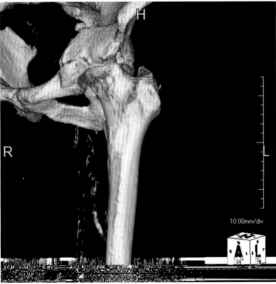

图 9.15 ~ 图 9.17　一个老年髋臼骨折 CT 三维重建的正位、髂骨斜位、闭孔斜位，与髋臼软骨下骨相连的髂前下棘粉碎骨折

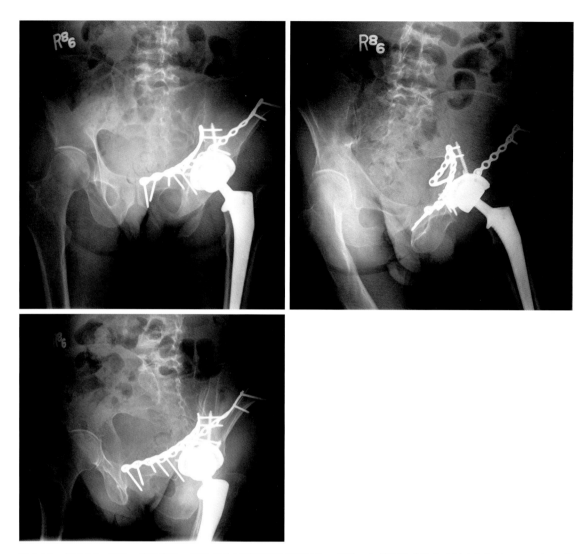

图 9.18 ~ 图 9.20　正位、髂骨斜位、闭孔斜位显示重建髂前下棘和四面体。如前面描述的在这例中我们用 Levine 切口附加 Stoppa 骨盆内入路。在这个操作中患者不需要变换体位，但是术者确实要在开始前对下腹部进行消毒准备。根据我们的经验这个步骤并不十分必要，大多数患者都不需要附加一个独立的骨盆内入路

髋臼准备

用小于模板测量髋臼窝 5mm 的铰刀开始锉扩髋臼，操作过程中依次增加 2mm。通常，锉小于髋臼假体 1mm，这样就可以产生 1mm 的压配。

对于大的骨缺损，用取下的股骨头制成颗粒植骨之后反向锉。术中经常用多孔高孔隙率髋臼假体，4~5 枚螺钉植入髂骨、坐骨，如果有需要的话可以植入四面体或耻骨内。

螺钉均匀分布于髋臼的上方和下方避免假体外翻导致失败。

股骨侧准备

髋臼固定完成后，过伸患肢。在股骨颈与大转子连接处的"鞍区"松解坐股韧带。通常，

梨状肌和外旋肌可以保留在股骨的后侧面。相对利用直接前入路骨关节炎全髋关节置换病例，由于存在关节囊挛缩、僵硬、骨赘形成等因素，股骨抬高更加容易。

安装各部分假体试模，用前面章节描述的方法将双足跟并拢平衡下肢长度。假体安装之后，前侧关节囊在"鞍区"与臀中肌深面的腱性部分缝合。

如果手术开始时是将腹股沟韧带和缝匠肌止点在骨膜下剥离的，可以在髂前上棘 ASIS 上钻孔并用不可吸收缝线修复。如果用髂前上棘截骨的方法显露，通常用 3.5mm 螺钉修复。髂窝放置引流管，腹外斜肌腱膜翻过髂嵴与阔筋膜缝合。阔筋膜张肌缝合前下方也应放置引流。

9.1.4　术后处理

在我们的实践中，患者早期制动，术后 3 个月内保持触地负重。由于使用髋关节直接前入路，为了避免激惹髂腰肌要避免直腿抬高训练。术后 3 个月逐渐放弃使用行走辅助设备。

9.2　通过 Kocher-Langenbeck 入路切开复位内固定加全髋关节置换

9.2.1　简介

后壁、后柱、横形、"T"形髋臼骨折伴后柱的明显移位是通过 Kocher-Langenbeck 入路进行切开复位内固定加全髋关节置换的最佳选择。后入路的主要风险是脱位，但是我们的病例很少发生，或许是因为后柱后壁的良好复位保证了髋臼假体的稳定。

9.2.2　适应证

几乎所有的髋臼骨折切开复位内固定加全髋关节置换都可以用 Kocher-Langenbeck 处理髋臼和髋关节。

应该警惕的是当中央突移位时与髂前下棘相连的软骨下骨粉碎或移位，通过 Kocher-Langenbeck 获得髋臼假体的初始稳定非常困难。这时，使用 Levine 入路将是比较好的选择。

另外，一些患者侧方撞击伤，在髋关节的外侧面有擦伤，也应该排除在外。

9.2.3　手术技术

患者侧卧于全透手术床上。我们用标准的全髋关节置换侧卧位工具，但是骨科医生必须花时间去确定侧卧位工具不妨碍髋臼透视。特别是髂骨斜位容易受到影响，术前应仔细检查。

做髋臼髋关节标准的 Kocher-Langenbeck 入路。注意松解臀大肌悬吊并标记，减轻坐骨神经压力。另外，无论何时在后柱操作都要伸髋屈膝放松坐骨神经。由于这个原因，髋和膝都要消毒、暴露出来。术中通常不用神经监测，手术分为固定和置换两个阶段。

用股骨头修复髋臼

首先最简单的是切开外旋肌并标记，保留关节囊在转子后方以及髋臼壁和柱骨块上的止点。用标准的切开复位内固定方法修复髋臼骨折。后壁、后柱钢板直接覆盖关节囊上方起到固定关节囊的作用（图9.21）。

在这个步骤中，固定好髋臼之后，再做关节囊切开去除股骨颈、股骨头。这样以股骨头为模板复位可以保证半球形的髋臼可以达到基本复位。通常使用2.7mm或3.5mm的重建钢板固定后柱，3.5mm重建钢板固定后壁（图9.22）。

当然解剖复位最好，但是应该强调的是不应花费更多的时间去追求解剖复位，这样会增加感染的风险。

去除股骨头髋臼修复

第二种方法是切除外旋肌和关节囊、脱位，在固定髋臼之前去除股骨颈、股骨头。

这种方法去除了股骨头对髋臼向内侧的压力，骨折复位钢板放置相对容易。特别是对于横形和"T"形骨折侧卧位复位比较困难。但是，失去了股骨头模板，髋臼容易被复位成椭圆形或长圆形。术者可以利用切除的股骨头、股骨颈作为模板检查是否大体上恢复了髋臼的半球形结构。利用对侧模板决定小转子上截骨水平，股骨侧准备采用标准的股骨扩髓技术，主要注意力要在髋臼方面。我们使用一把牵开器把股骨牵向前方暴露髋臼。

如果股骨牵向前方困难，可以松解髂骨上面股直肌反折部，这将允许股骨向前侧平移，这方法中股直肌的直头不会被损伤。后方一般不用牵开器。之前用于标记的关节囊瓣的5号缝线可以当作牵开器向后牵开。

切除盂唇，保留髋臼横韧带用于维持髋臼假体位置。我们通常从髋臼窝底开始锉，每次增加2mm直至术前测量的大小。我们的目的是达到1mm的压配。用标准的多孔高孔隙率髋

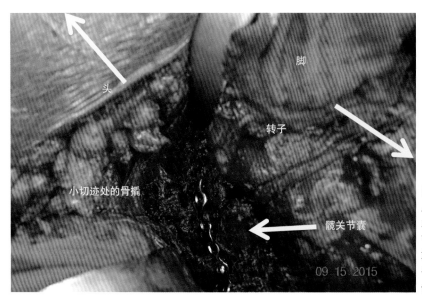

图9.21 Kocher-Langenbeck入路，患者的头在右侧，脚在左侧。钢板和螺钉直接在髋关节囊上固定后壁和后柱。这样就拴紧了髋关节囊的内侧部分，手术结束前髋关节囊的外侧部分缝合到臀中肌后面修复

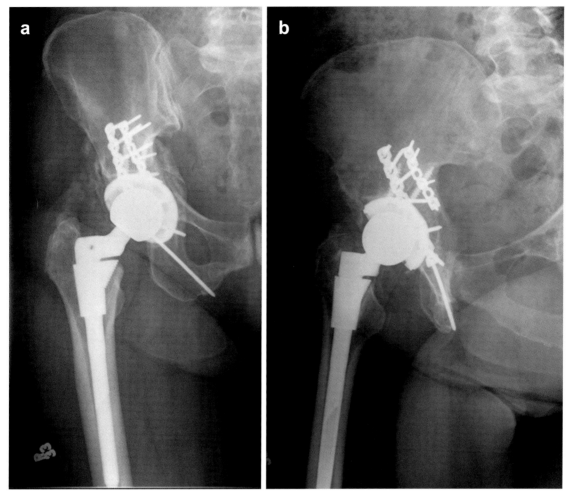

图 9.22　（a，b）这个老年患者的后壁、后柱粉碎性骨折，利用 Kocher–Langenbeck 入路行切开复位内固定全髋关节置换。1 个 2.7mm 重建钢板沿后柱、一个 3.5mm 重建钢板沿后壁固定。假体采用普通的多孔髋臼假体和非水泥柄

臼翻修假体，用髋臼横韧带和 X 线透视明确假体植入位置。

　　相对骨关节炎全髋关节置换过度前倾可以减少后脱位发生，同时使用大股骨头。文献报道增加前倾角和加大股骨头能减少脱位发生率。对于大的骨缺损，用取下的股骨头做成颗粒状植骨后反锉（图 9.23~ 图 9.26）。植入多枚螺钉，主要的困难是避开先前固定髋臼的内植物。一般在髂骨方向至少植入 1 枚螺钉对应下方坐骨方向的 1 枚螺钉（图 9.27）。有时候可以直接向内侧四面体植入螺钉。螺钉固定髋臼假体后，可以安装试模内衬检查髋关节稳定性。通常髋关节相对稳定。假体的联合前倾角应该是 40° 左右，并且髋关节屈曲极度内收不应该脱位。小转子到中心的距离（术前影像学测量对侧与术侧小转子到球头中心的距离），是判断下肢长度的主要标准。

　　取下试模安装最终假体。正位、双斜位 X 线透视明确螺钉是否在安全位置，有无突出骨面。5 号缝线缝合外旋肌、髋关节囊到臀中肌边缘（图 9.28）。0 号可吸收线缝合臀大肌悬带。阔筋膜下留置 0.3cm 引流管，按照医生习惯的方法缝合皮肤。因为出血风险增加，我们在这种手术中都用 20cm 的引流管。

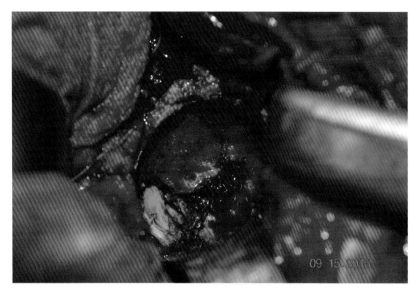

图 9.23　这张图展示了髋臼骨折全髋关节置换遇到的典型骨缺损的细节，做了很好的植骨，特别是在髋臼内侧骨缺损区

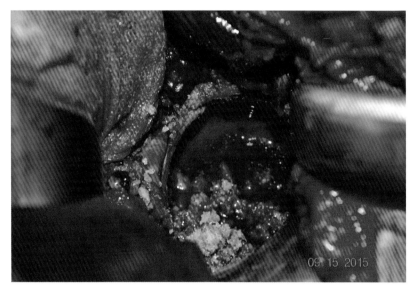

图 9.24　自体股骨头被粉碎成 3 个不同直径的骨粒，放置在髋臼中。具有 3 个不同直径的骨粒最大限度地提高了植骨的力学性能

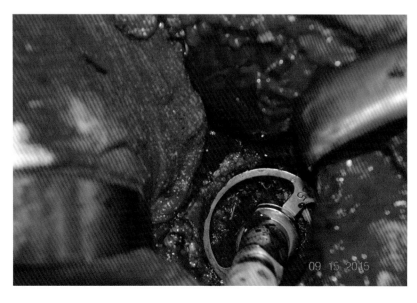

图 9.25　将植骨反锉入骨缺损区

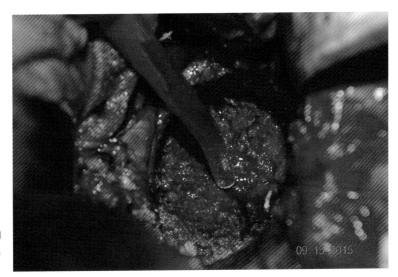

图 9.26　打压植骨建立了稳定的内侧骨床，不仅可以阻止髋臼假体内突，还可以改善内侧骨量

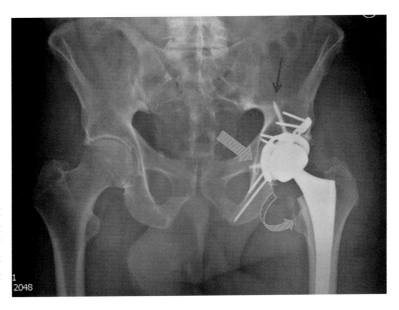

图 9.27　切开复位内固定附加全髋关节置换术后骨盆正位 X 线片。注意上方植入髂骨的螺钉（细箭头）和下方植入坐骨的螺钉（粗箭头）。这样能最大限度地预防髋臼假体外翻导致的植入失败（弧形箭头）

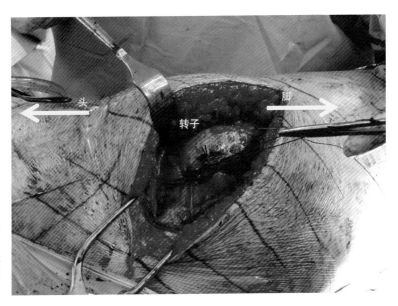

图 9.28　手术结束时，外旋肌和髋关节囊用 5 号缝线缝合到臀中肌后缘。也可以在大转子上钻孔，无论是初次还是复杂后侧全髋关节置换我们都习惯动力修复到臀中肌后缘

9.2.4 术后处理

术后 3 个月保持足趾触地负重，之后在能忍受的情况下逐渐增加负重直至放弃辅助装置。在这些病例中我们确实使用了后脱位保护措施。根据后柱粉碎和移位情况或许可以早期负重，但是在我们中心没有过早负重。

参考文献

[1] Levine MA. A treatment of central fractures of the acetabulum. A case report. J Bone Joint Surg. 1943;25A:902–906.

[2] Beaule PE, Griffin DB, Matta JM. The Levine anterior approach for total hip replacement as the treatment for an acute acetabular fracture. J Orthop Trauma. 2004;18(9):623–629.

[3] Leunig M, Siebenrock KA, Ganz R. Rationale of periacetabular osteotomy and background work. J Bone Joint Surg Am. 2001;83A:438–448.

[4] Herscovici D, Lindvall E, Bolhofner B, Scaduto J. The combined hip procedure: open reduc- tion internal fixation combined with total hip arthroplasty for the management of acetabular fractures in the elderly. J Orthop Trauma. 2010;24(5):291–296.

[5] Boraiah S, Ragsdale M, Achor T, Zelicof S, Asprinio DE. Open reduction internal fixa- tion and primary total hip arthroplasty of selected acetabular fractures. J Orthop Trauma. 2009;23(4):243–248.

[6] Pellicci PM, Bostrom M, Poss R. Posterior approach to total hip replacement using enhanced posterior soft tissue repair. Clin Orthop Relat Res. 1998;355:224–228.

第 10 章　老年髋臼骨折的治疗选择

Robert V. O'Toole

10.1　简介

针对老年髋臼骨折，哪一种治疗方法能够获得最佳疗效一直存在争议。解剖复位是年轻髋臼骨折患者避免创伤后关节炎的关键，与之不同的是，老年人的治疗效果不太明显。在年轻患者中，创伤后关节炎相对来说影响更大，而老年患者的关节炎很常见，通过髋关节置换术可获得良好疗效。此外，老年患者可能无法耐受严重失血的手术，长时间卧床可能导致相关并发症甚至死亡，而老年性股骨近端骨折患者中此种情况常常发生。已经注意到，在老年髋臼骨折患者中，应用传统的开放复位内固定治疗方法常导致较低的骨折解剖复位率（60 岁以上患者仅为 44%）。

目前使用 4 种主要的治疗手段来一期治疗老年髋臼骨折：非手术（保守）治疗、经皮固定术、传统的开放复位内固定术，以及关节置换术。相对于其他治疗，每种治疗各有其理论上的益处和风险。通常，治疗范围从最轻微的侵袭性操作（非手术）到较大的外科手术（传统的切开复位内固定或关节置换术）。这些不同的治疗手段影响疾病转归的能力各不相同，从根本没有效果（非手术）到假定关节炎将发生并立即进行关节置换术。

四者中的每一个都具有特定的治疗原理，可以相应地应用于特定的老年髋臼骨折患者。非手术治疗没有手术风险，如果患者出现症状性关节炎，可以后续进行关节置换术。这也许更安全，因为它避免了手术并发症，也许更危险，因为患者活动受限，置于发生相关并发症的风险之中。经皮固定术试图降低创伤后关节炎的风险，同时保持手术风险相对较低。微创固定可能难以把持疏松的骨质，那么这真的会影响损伤的恢复吗？如果患者需要关节置换术，可以恢复髋关节动力吗？传统的切开复位内固定可以比经皮固定术提供更坚强的固定，但肯定涉及更多的失血和可能更严重的并发症。最重要的是，这些患者在接受这种治疗后需要关节置换术的比例是多少？最后，急性关节置换术对于即将发生关节炎的患者是理想的；然而，这可能是比单独的开放复位内固定更大的手术，并且并发症可能比原发性骨关节炎的关节置换术更差。急性关节置换术后二次手术和并发症的发生率是多少？

在考虑这 4 种治疗方法时，临床医生或许想了解一些显而易见的问题：

1. 每次非关节置换术治疗后关节置换术的翻修率是多少？
2. 每种治疗后的功能结果如何？
3. 哪种治疗方法能降低死亡率，减少并发症？

4. 哪种患者和损伤最适合哪种治疗？

当然，最后一个问题总结了临床医生和患者面临的决策困境。以下部分根据这些问题和其他问题分析了 4 种治疗方法中每一种的现有文献。与许多有争议的医学领域一样，很少有明确的答案，但我们希望本章至少能够让读者熟悉该主题的基本原理和现有结果文献，并将研究人员指向进一步的领域，而该领域显然需要进一步的研究工作。

10.2 非手术治疗

关于老年髋臼骨折非手术治疗结果的数据非常少。Letournel 提到了髋臼骨折的非手术治疗，他说"所有骨折都没有移位，愈合迅速，没有后遗症"，因此这也可能适用于非移位的老年髋臼骨折。更有问题的是未经手术治疗的移位的老年髋臼骨折的结果。

被经常引用的 Spence 的研究只有 23 例患者，是没有对照组的回顾性分析。作者得出结论，30% 患者非手术治疗最终导致"不可接受的结果"，并将这一发现归因于"过于短暂的牵引"。目前的观点是，如果非手术治疗，患者应该没有牵引，因为牵引会严重限制他们的活动能力，而将这种老年患者群体置于过高的并发症风险之中。

最近，Ryan 等报道了一小组 26 例老年髋臼骨折患者的回顾性结果，这些患者的骨折均符合手术标准。所有患者采取了非手术治疗，均没有牵引，允许早期活动。测量经验证的髋关节结果评分并且通常非常好 [平均西安大略大学和麦克马斯特大学骨关节炎（WOMAC）评分：12.9 分；简表 SF-8：51.1 分]。只有 4 例（15%）需要改变计划：1 例接受切开复位内固定，2 例全髋关节置换和 1 例预计需要全髋关节置换。虽然这些患者可能符合"手术标准"，但很可能存一些针对性的某些难以非手术治疗的特定情形的选择标准，例如合并大的髋臼后壁骨折，或者存在选择偏倚，虽然骨折移位较少但年龄较大且病情较重，不能耐受手术，或者可能具有较低的功能需求，限制了他们稍后需要关节置换术的可能性。

反对非手术治疗的一个潜在争议是，通过手术治疗可以使患者早期活动从而降低死亡率，类似于股骨近端骨折。Gary 等调查了这个问题，8 年内在 3 个 I 级中心观察了 454 例老年髋臼骨折。他们发现整个队列的 1 年死亡率为 16%，非手术治疗的患者死亡率更高。然而，为了解释死亡风险较高的患者更有可能接受非手术治疗的事实，研究人员控制了危险因素，然后发现手术和非手术治疗之间没有差异。Gary 等的工作没有告诉我们这些患者是否应该手术治疗，然而它确实表明，手术治疗不该是降低 1 年死亡率的根本原因。

人们可能会奇怪，为什么髋臼骨折手术和与之相对应的股骨近端骨折手术的死亡率不对等。目前尚不清楚，但有几种理论存在。首先，髋臼骨折的手术固定后通常仅能耐受有限的负重，这会使短期内的移动非常困难。相比之下，老年股骨近端骨折手术后几乎都是可以耐受的负重。此外，典型髋臼切开复位内固定手术损伤程度可能比股骨近端经皮固定更大。

有关非手术治疗疗效的文献非常有限。早期的一份报告显示结果不佳，而最近的一份小队列研究报道显示结果合理。目前，虽然许多老年髋臼骨折在许多中心都是非手术治疗的，但临床医生对老年髋臼骨折的非手术治疗结果的相关信息了解很少。

10.3　经皮固定术

经皮固定术背后的理念是在不引起相关风险或更广泛手术的情况下获得与切开复位内固定一样的益处。最小有限切口的经皮入路和完全的切开复位内固定之间有一个连续的范围。这个问题是混乱的，因为这是两个极端之间的治疗选择，5cm 的侧窗切口用于滑动钳夹，如果使用螺钉，则被归类为经皮固定术，但用于放置钢板的类似切口却被归类为切开复位内固定。一般来说，就我们的目的而言，经皮固定的意思是使用有限的切口和空心螺钉，而不是钢板和螺钉固定。

关于这项技术的 4 项研究中，有 3 项来自同一组（表 10.1），总体上显示出良好的结果。平均随访 3.9 年，75 例患者中只有 25% 接受了关节置换术，4.7 年后无一例进行了关节置换术。在平均随访 6.8 年的 43 例患者中，同一组报道了良好的结果得分。在这项研究中，31%的患者接受了关节置换术，而那些拥有自身髋关节的患者的平均 Harris 髋关节评分相对较好（77 分）。

对这项技术的一个潜在的批评是，如果患者持续罹患创伤后关节炎，需要进行关节置换术，有限的固定会导致髋臼畸形，从而使随后的关节置换术后功能较差。关于这一点的数据是有限的，但与以往的一期关节置换研究相比，经皮固定后进行关节置换的一组 11 例患者有可以接受的结果。

虽然这些相对较小的单中心系列研究结果是较好的，但尚不清楚这些结果是否可以在其他骨科医生的实践中复制。对这些技术的主要争议之一是，它们目前还没有得到广泛的应用，不清楚是否会在其他中心获得类似的结果。其他人认为，有限的螺钉固定对老年性骨质疏松症没有机械效果，而且治疗结果基本上类似于非手术治疗，影响了自然的愈合过程。目前，临床医生很少有信息来影响我们经皮治疗老年髋臼骨折的结果。随机试验将有助于确定这项技术相对于其他手术治疗的相对优势，但据我们所知，目前还没有一种方法是可行的。

10.4　传统切开复位内固定

传统的切开复位内固定已经在老年患者身上进行，希望能降低创伤后关节炎的风险，或者至少能恢复足够的骨储备，以简化日后的关节置换手术。Letournel 描述了 58 例老年患者

表 10.1　老年髋臼骨折经皮固定的文献综述

研究人员	年份	病例数（例）	结果
Starr	2001	11	Harris 髋关节评分：85 分
Mouhsine	2004	18	结果良好 17 例
Gary	2010	75	只有 25% 转化为全髋关节置换
Gary	2012	43	髋关节评分 = 开放复位内固定

注：4 项研究中的 3 项（Starr 和 Gary 的两篇文章）来自同一组

的第一次切开复位内固定体验，发现 62% 的患者有"极好和非常好"的结果。1996 年 Matta 等注意到 60 岁以上的患者复位质量较差，只有 44% 的患者复位质量好，而年轻患者则为 75%。

已有几篇关于老年髋臼骨折切开复位内固定结果的论文发表（表 10.2）。Helfet 最初的报道显示，18 例患者在术后 2.6 年时，向关节置换术的转化率非常低（6%）。然而，随后的研究表明，随着随访时间的延长，包括 Helfet 的研究组，倾向于转化率更高（表 10.3）。在两个系列中，髋关节置换术的平均时间略高于 2 年，这突出表明需要更长的随访时间来正确评估切开复位内固定术后向关节置换术的转化率。据报道，开放复位内固定后的结果评分是合理的，平均 WOMAC 评分为 17 分，与初次全髋关节置换评分相当，远优于骨关节炎患者 50 分或 50 分以上的评分。同样，SF-36 评分平均为 48 分，而人口常模为 50 分，表明功能良好。

作者试图找出老年髋臼骨折手术失败的危险因素。提出的危险因素包括穹顶撞击、后壁受累、股骨头受累和四面体受累。一些骨科医生认为低能量机制增加了切开复位内固定失败的可能性，低能量机制已被证明导致更高的非手术治疗率（45% ：62%，$P=0.03$）。最近的一项研究表明，与低能量机制相比，高能量机制后的老年髋臼骨折患者转换为全髋关节置换的失败率实际上更高，因此这需要更多的研究工作来确定。

表 10.2　老年髋臼骨折传统切开复位内固定术（相对于经皮固定术）文献综述

研究人员	年份	病例数（例）	结果
Helfet	2003	18	Harris 髋关节评分
Anglen	2003	38	SF-36
Carroll	2010	84	SF-36, FMA, SMFA
Jeffcoat	2012	41	SF-36, FMA, SMFA
O' Toole	2014	46	WOMAC, SF-8

SF：短期，FMA：FUGL-MEYER 评估，SMFA：短期肌肉功能评估，WOMAC：西安大略大学和麦克马斯特大学骨关节炎

表 10.3　不同研究中老年髋臼骨折切开复位内固定术后全髋关节置换（全髋关节置换）的转换率比较

研究人员	年份	病例数（例）	平均随访时间（年）	全髋关节置换转换率（%）
Helfet	1992	18	2.6	6
Anglen	2003	38	3.1	16
Carroll	2010	84	5.0	31[a]
Jeffcoat	2012	41	5.3	27
O' Toole	2014	46	4.4	28[b]

注意随着随访时间的延长，即使是在同一个骨科医生之间（例如，Helfet、Carroll、Jeffcoat），人工关节置换的比率也在增加

[a] 平均转换为全髋关节置换发生在 2.3 年，范围为 0.3 ～ 11.0 年

[b] 全髋关节置换的平均转换发生在 2.2 年，范围为 0.4 ～ 6.0 年

对于老年髋臼骨折后发生的创伤后骨关节炎，术后进行全髋关节置换术的并发症发生率也不得而知。这种并发症的发生率越高，就越有可能对这些患者的切开复位内固定和急性关节置换术提出异议。结果喜忧参半，10 年翻修率高（18%~22%）和低均有报道。一项系统性的回顾评估了在手术和非手术联合治疗后 10 例人工关节置换的晚期转换，并证明了结果是可接受的，但存在相对较高的 18% 的翻修率。

虽然老年髋臼骨折的切开复位内固定比非手术治疗或经皮固定治疗有更多的资料，但资料仍然有限。所有的研究都是四级的，没有前瞻性或随机试验。需要进一步的研究来确定哪些患者和骨折在创伤后早期骨关节炎和转换为关节置换的风险最高。

10.5　一期关节置换术

如果进展为关节炎和未来需要人工关节置换的可能性很高，老年患者髋臼骨折进行一期人工关节置换可能是有利的。与年轻患者髋臼骨折不同，60 岁及以上的髋关节骨关节炎患者通常采用人工关节置换术。但是在更复杂的新鲜髋臼骨折情况下，一期关节置换是如何进行的呢？

到目前为止，已经发表了一系列的论文来评估老年髋臼骨折的关节成形术的疗效，所有的文献都报道了良好的疗效（表 10.4）。文献的局限性在于，这些研究中只有 3 项有 30 例以上的患者，而最大的研究也只有 57 例患者（表 10.4）。

表 10.4　老年髋臼骨折急性关节成形术文献综述

研究人员	年份	治疗
Mears	1998	19 例钢缆固定 + 全髋关节置换
Mears	2002	57 例钢缆固定 / 螺钉固定 / 钢板固定 + 全髋关节置换
Tidermark	2003	10 例笼式全髋关节置换术
Beaule	2003	10 例前方入路开放复位内固定 + 全髋关节置换
Mouhsine	2004	18 例钢缆固定 + 全髋关节置换
Sermon	2007	64 例中 54 例急性全髋关节置换 ± 开放复位内固定用于高龄 / 骨质疏松症
Boraiah	2009	18 例开放复位内固定 + 全髋关节置换
Herscovici	2010	22 例开放复位内固定 + 全髋关节置换
Enocson	2013	15 例笼式全髋关节置换术
Malhotra	2013	15 例笼式全髋关节置换术
Rickman	2014	24 例开放复位内固定 + 全髋关节置换
Chakravarty	2014	19 例经皮固定术 + 全髋关节置换
Lin	2015	33 开放复位内固定 + 全髋关节置换

注意：只有 3 项研究（Mears、Sermon、Lin）有超过 30 例患者进行复位内固定或全髋关节置换术

本文对 654 例髋臼骨折进行一期关节置换（9 项研究）或晚期关节置换（10 项研究）的患者的预后进行了系统的回顾性研究。一期组翻修率为 9%，延迟组翻修率为 16%。Kaplan-Meier10 年股骨柄使用率为 95%，臼杯为 81%。一期和延迟性关节成形术的合并并发症发生率分别为 5.6% 感染、4.4% 脱位、30.0% 异位骨化和 2.1% 神经损伤。在解释这一分析时应谨慎，因为它混合了一期和延迟性关节置换，这可能有非常不同的结果。一般来说，髋臼骨折一期人工关节置换术后的并发症和翻修率似乎比原发性骨关节炎高，考虑到该手术更复杂的性质以及无法优化患者或选择高危患者不手术的情况，所以这是可以预见的，而选择性人工关节置换术更容易做到。

现有的文献仅限于四级研究，这些研究往往很小，而且可能受到选择偏倚的影响，因为不知道为什么选择这些特定患者进行这种治疗，而不是其他选择。到目前为止还没有前瞻性研究，当然也没有发表将这一技术与其他技术进行比较的随机试验。

10.6 比较文献

所有 4 种治疗的结果文献通常都是低水平的证据，到目前为止只有四级研究。比较两种治疗方法的能力也很差，因为这些研究可能存在重要的选择偏倚，例如病情较重、需求较低的患者更可能接受非手术治疗。此外，目前尚不清楚在现有的系列中，是什么样的特征导致患者被选为急性关节置换患者。在仅有一个关于切开复位内固定的系列中，作者指出在这段时间内没有患者接受过关节置换治疗；然而，切开复位内固定和经皮固定治疗之间仍然存在着混合（作者没有报道经皮治疗的结果），限制了比较研究的能力。

我们在整个老年髋臼骨折领域所知的唯一一项随机对照试验（RCT）尚未发表，但已在 2016 年骨科创伤协会（OTA）上发表。这项前瞻性研究随机对照急性关节成形术与切开复位内固定治疗伴有穹顶压缩，累及股骨头或后壁的老年髋臼骨折。这项研究包括对拒绝随机化的患者进行观察。尽管该研究在一个大型的单一中心招募了患者，但 5 年后仅剩下 39 例患者，只有 16 例患者是随机的，这表明在一个中心进行这样的试验是困难的。对试验的分析表明，只有 8% 的老年髋臼骨折患者有资格并愿意同意随机化，这有助于解释迄今为止高质量文献的相对缺乏。尽管最终结果尚未公布，但在 2016 年 OTA 会议上的初步结果显示，在 1 年内，切开复位内固定和关节成形术的结果相似，但开放复位内固定术后非计划二次手术的比率更高，我们期待着这个 RCT 的公布和这些结果的细节。

我们认为需要更多的前瞻性和理想的随机试验，以使临床医生有更好的证据来帮助患者做出治疗决定。即使是具有验证结果的大型前瞻性观察研究，也将是对现有文献的重要改进。在这些数据可用之前，临床医生和患者的决策不确定性将继续存在。

10.7 结论

到目前为止，文献中已经描述了 4 种治疗老年髋臼骨折的方法：非手术、经皮固定、切开复位内固定和一期关节置换。非手术治疗和经皮固定的资料有限。目前对切开复位内固定的研究较多，对一期关节成形术的研究较少。这些研究确实为临床医生提供了一些指导，也为进一步的工作提供了一个良好的起点。然而，目前的文献存在着样本量小、方法回顾性差和明显的选择偏倚等缺陷，使得技术之间无法进行比较。解决这一明显的知识差距需要今后的工作。

参考文献

[1] Anglen JO, Burd TA, Hendricks KJ, Harrison P. The "Gull sign". A harbinger of failure for internal fixation of geriatric acetabular fractures. J Orthop Trauma. 2003;17(9):625–634.

[2] Béaule PE, Le Duff MJ, Dorey FJ, Amstutz HC. Fate of cementless acetabular components retained during revision total hip arthroplasty. J Bone Joint Surg Am. 2003;85-A(12):2288–2293.

[3] Bellabarba C, Berger RA, Bentley CD, Quigley LR, et al. Cementless acetabular reconstruc- tion after acetabular fracture. J Bone Joint Surg Am. 2001;83-A(6):868–876.

[4] Boardman KP, Charnley J. Low-friction arthroplasty after fracture-dislocations of the hip. J Bone Joint Surg Br. 1978;60-B(4):495–497.

[5] Boraiah S, Ragsdale MS, Achor T, Zelicof S, Asprinio DE. Open reduction internal fixa- tion and primary total hip arthroplasty of selected acetabular fractures. J Orthop Trauma. 2009;23(4):243–248.

[6] Carroll EA, Huber FG, GoldmanAT,Virkus WW, Pagenkopf E, Lorich DG, Helfet DL. Treatment of acetabular fractures in an older population. J Orthop Trauma. 2010;24(10):637–644.

[7] Chakravarty R, Toossi N, Katsman A, Cerynik DL, Harding SP, Johanson NA. Percutaneous column fixation and total hip arthroplasty for the treatment of acute acetabular fracture in the elderly. J Arthroplast. 2014;29(4):817–821.

[8] Enocson A, Blomfeldt R. Acetabular fractures in the elderly treated with a primary Burch- Schneider reinforcement ring, autologous bone graft, and a total hip arthroplasty: a prospective study with a 4-year follow-up. J Orthop Trauma. 2014;28(6):330–337.

[9] Gary JL, Lefaivre KA, Gerold F, Hay MT, Reinert CM, Starr AJ. Survivorship of the native hip joint after percutaneous repair of the acetabular fractures in the elderly. Injury. 2011;42(10):1144–1151.

[10] Gary JL, VanHal M, Gibbons SD, Reinert CM, Starr AJ. Functional outcomes in elderly patients with acetabular fractures treated with minimally invasive reduction and percutaneous fixation. J Orthop Trauma. 2012;26(5):278–283.

[11] Gary JL, Paryavi E, Gibbons SD, Weaver MJ, et al. Effect of surgical treatment on mortality after acetabular fracture in the elderly: a multicenter study of 454 patients. J Orthop Trauma. 2015;29(4):202–208.

[12] Helfet DL, Borrelli JJ, DiPasquale T, Sanders R. Stabilization of acetabular fractures in elderly patients. J Bone Joint Surg Am. 1992;74(5):753–765.

[13] Herscovici D Jr, Lindvall E, Bolhofner B, Scaduto JM. The combined hip procedure: open reduction internal fixation combined with total hip arthroplasty for the management of acetab- ular fractures in the elderly. J Orthop Trauma. 2010;24(5):291–296.

[14] Jeffcoat DM, Carroll EA, Huber FG, Goldman AT, Miller AN, Lorich DG, Helfet DL. Operative treatment of acetabular fractures in an older population through a limited ilioinguinal approach. J Orthop Trauma. 2012;26(5):284–289.

[15] Johnson KA. Cementless total hip replacement complications. Vet Comp Orthop Traumatol.2015;28(1):V–V1.

[16] Kim JW, Herbert B, Hao J, Min W, et al. Acetabular fractures in elderly patients: a comparative study of low-energy versus

high-energy injuries. Int Orthop. 2015;39(6):1175–1176.

[17] Letournel E. The treatment of acetabular fractures through the ilioinguinal approach. Clin Orthop Relat Res. 1993;292:62–76.

[18] Lin C, Caron J, Schmidt AH, Torchia M, Templeman D. Functional outcomes after total hip arthroplasty for the acute management of acetabular fractures: 1-to 14-year follow-up. J Orthop Trauma. 2015;29(3):151–159.

[19] Makridis KG, Obakponovwe O, Bobak P, Giannoudis PV. Total hip arthroplasty after acetabu- lar fracture: incidence of complications, reoperation rates and functional outcomes: evidence today. J Arthroplast. 2014 Oct;29(10):1983–1990.

[20] Malhotra R, Singh DP, Jain V, Kumar V, Singh R. Acute total hip arthroplasty in acetabu- lar fractures in the elderly using the Octopus system: mid term to long term follow-up. J Arthroplasty. 2013;28(6):1005–1009.

[21] Manson TT, Reider L, O'Toole RV, Scharfstein DO, et al. Variation in treatment of dis- placed geriatric acetabular fractures among 15 level-1 trauma centers. J Orthop Trauma. 2016;30(9):457–462.

[22] Matta JM. Fractures of the acetabulum: accuracy of reduction and clinical results in patients managed operatively within three weeks after the injury. J Bone Joint Surg Am. 1996;78(11):1632–1645.

[23] Mears DC, Shirahama M. Stabilization of an acetabular fracture with cables for acute total hip arthroplasty. J Arthroplast. 1998;13(1):104–107.

[24] Mears DC, Velyvis JH. Acute total hip arthroplasty for selected displaced acetabular fractures: two to twelve-year results. J Bone Joint Surg Am. 2002;84-A:1):1–9.

[25] Mouhsine E, Garofalo R, Borens O, Blanc CH, Wettstein M, Leyvraz PF. Cable fixation and early total hip arthroplasty in the treatment of acetabular fractures in elderly patients. J Arthroplast. 2004;19(3):344–348.

[26] O'Toole RV, Hui E, Chandra A, Nascone JW. How often does open reduction and inter- nal fixation of geriatric acetabular fractures lead to hip arthroplasty? J Orthop Trauma. 2014;28(3):148–153.

[27] Pritchett JW, Bortel DT. Total hip replacement after central fracture dislocation of the acetabu- lum. Orthop Rev. 1991;20(7):607–610.

[28] Rickman M, Young J, Trompeter A, Pearce R, Hamilton M. Managing acetabular fractures in the elderly with fixation and primary arthroplasty: aiming for early weightbearing. Clin Orthop Relat Res. 2014;472(11):3375–3382.

[29] Romness DW, Lewallen DG. Total hip arthroplasty after fracture of the acetabulum. Long- term results. J Bone Joint Surg Br. 1990;72(5):761–764.

[30] Ryan SP, Manson TT, Sciadini MF, Nascone JW, et al. Functional outcomes of elderly patients with nonoperatively treated acetabular fractures that meet operative criteria. J Orthop Trauma. 2017;31(12):644–649.

[31] Sermon A, Broos P, Vanderschot P. Total hip replacement for acetabular fractures. Results in 121 patients operated on between 1983 and 2003. Injury. 2008;39(8):914–921.

[32] Spencer RF. Acetabular fractures in older patients. J Bone Joint Surg Br. 1989;71(5):774–776.

[33] Starr AJ, Jones AL, Reinert CM, Borer DS. Preliminary results and complications following limited open reduction and percutaneous screw fixation of displaced fractures of the acetabu- lum. Injury. 2001;32(Suppl 1):SA45–50.

[34] Starr AJ, Watson JT, Reinert CM, Jones AL, et al. Complications following the "T extensile" approach: a modified extensile approach for acetabular fracture surgery-report of forty-three patients. J Orthop Trauma. 2002;16(8):535–542.

[35] Tidermark J, Blomfeldt R, Ponzer S, Söderqvist A, Törnkvist H. Primary total hip arthroplasty with a Burch-Schneider antiprotrusion cage and autologous bone grafting for acetabular frac- tures in elderly patients. J Orthop Trauma. 2003;17(3):193–197.

[36] Weber M, Berry DJ, Harmsen WS. Total hip arthroplasty after operative treatment of an acetab- ular fracture. J Bone Joint Surg Am. 1998;80(9):1295–1305.

第 11 章 转换型全髋关节置换术

Theodore T. Manson and Aaron J. Johnson

11.1 简介

髋臼骨折的患者如果发展成创伤后关节炎，将面临一定的挑战，并有可能转变为需要行全髋关节置换术。在本章中，我们将探讨 3 组不同的患者：

1. 最初接受非手术治疗，但发展为创伤后关节炎的患者。
2. 采用基于前路的切开复位内固定治疗，后来需要髋关节置换的患者。
3. 最初接受后壁和后柱固定，需要髋关节置换的患者。

11.2 初次非手术治疗的转换型全髋关节置换术

最初接受非手术治疗的患者可能会出现症状性创伤后关节炎，但同时髋臼骨性轮廓的畸形很小。这是一种相当简单的髋关节置换术，可以使用标准技术完成。

然而，许多髋臼骨折的老年患者在最初接受非手术治疗时会出现明显的骨性凸出畸形。这种畸形可能给重建带来挑战，包括下肢长度的恢复和存在空腔性或节段性髋臼缺损的处理。

理想情况下，非手术治疗髋臼骨折的患者从最初损伤开始 6~8 周的时间，以便在髋关节置换术前获得髋臼骨折愈合。即使在有明显骨性凸出畸形的患者中，如果在进行髋关节置换术前，后柱愈合，四面体表面碎骨块和髂前下棘碎骨块部分愈合，二次重建复杂性也将降低。

其中一个重要的注意事项是，患者后壁骨折从而髋关节不稳定的情况。我们存在多个最初坐骨神经功能良好的髋关节不稳定患者，后来由于不稳定的股骨头后脱位并撞击坐骨神经而出现坐骨神经麻痹的病例。后壁受累范围较大的患者很难非手术治疗。面对这样的患者，无论何时受伤，通常应用切开复位内固定或全髋关节置换术，可以像翻修全髋关节置换术一样，使用一个稍微大一点儿的多孔髋臼假体，嵌入附着于髂前下棘的软骨下骨和附着于坐骨的软骨下骨之间（图 8.6）。

11.2.1 外伤性骨性凸出畸形的治疗

对于外伤后髋臼畸形并有中央骨性凸出的患者在下肢长度恢复和髋臼骨性缺损的治疗方

面面临挑战。幸运的是，如果患者距损伤已 2~3 个月，髋臼就会愈合到可以用自体股骨头移植和标准翻修全髋关节置换术治疗的程度。

在这些患者中，我们首先将对侧未受伤的髋关节模板化，以确定股骨柄大小和相对于小转子的股骨颈截骨位置，并假设在重建受损髋关节时我们能够将髋臼假体的下唇放置在泪滴位置（图 11.1）。

通常情况下，这些患者会出现明显的下肢缩短。由于骨凸畸形和下肢缩短不是发育异常，而是在成年期发生的变化，因此在髋关节置换术时，我们没有看到因延长髋关节而导致的坐骨神经麻痹。如果患者有严重的短缩而没有屈曲挛缩，那么髋关节后入路可能有助于将下肢延长到与对侧相等。如果患者出现严重的屈曲挛缩，那么可以选择 Hardinge 入路、Watson、Jones 入路或直接前路入路。

在某些情况下，髋关节可以脱位而股骨头和股骨颈是完整的；然而，在许多情况下，髋关节脱位前必须原位在小转子上方根据模板确定的距离处进行股骨颈截骨。

股骨头、颈的残余可以用取头螺钉从髋臼中取出，然而有时股骨头骨质疏松，需要用咬骨钳从髋臼中取出；股骨头应保留，以便对存在的空洞性骨缺损行自体骨植骨。

股骨头取出后，股骨侧采用标准技术处理准备。注意力应转向髋臼侧。通常在软骨下骨的顶部有纤维组织，可用一个大的直刮匙刮除，如果有任何透明软骨仍然附着在髋臼的深层撞击压缩部位，也用刮匙刮除这个软骨，以使髋臼中没有任何关节软骨。

我们一定要切除盂唇，确定髋臼横韧带位置，为假体的植入提供一定的参考。然而，髋臼横韧带的位置不应该是骨科医生的唯一依据，因为它可能会从原来的位置移位变形。

然后，开始在根据髋臼模板确定的范围或附近进行轻微的磨锉，以达到"边缘吻合"。这意味着我们不会将髋臼深度磨锉到前凸缺损处，而是尽可能尝试将髋臼假体放置在与原髋

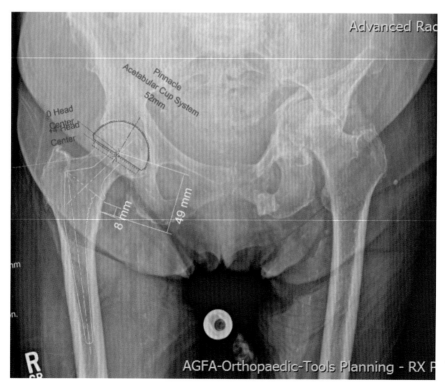

图 11.1 患者最初因髋臼骨折而接受非手术治疗，发展成创伤后骨关节炎并伴有严重的骨性凸出和缺损。鉴于左髋畸形，采用标准标记来做右髋的模板，以指导如何进行重建

部相同的更外侧位置。

在磨锉髋臼时，不要让髋臼锉沉入髋臼。有些骨科医生更喜欢逆向磨锉髋臼，这是借鉴了最初用于治疗类风湿关节炎前凸缺损的技术。然后进行髋臼试模，以确保髋臼假体周围匹配良好，并通过 X 线透视检查以确保其符合臼杯放置位置。

髋臼内侧骨缺损植骨时，应精心准备提供一个坚实的植骨床，以提供额外的支持，防止髋臼侧假体向内侧沉降。

股骨头被分成 3 种不同大小的颗粒移植骨，直径分别为 8mm、5mm 和 2mm，然后与万古霉素混合。我们通过髋臼试模的窗孔放置颗粒移植骨，然后移除髋臼试模并反向磨锉移植物以建立一个稳定的植骨床（图 11.2~ 图 11.8）。

然后我们将标准的伴多孔涂层的多孔翻修髋臼假体敲击安装到位。然后，我们在髂骨和坐骨内放置 4 个或 5 个髋臼螺钉，以防止髋臼假体外展失效（图 11.9）。X 线透视检查不仅可以判断髋臼倾角，还可以判断髋臼下唇相对于泪滴的位置。

以健侧髋关节为模板，结合小转子到旋转中心距离而得到的信息综合分析，以尽可能平衡双侧下肢长度。

11.2.2　术后护理

在许多情况下，通过这种技术获得的髋臼稳定性非常好，患者可以在手术后立即开始完全负重。如果有问题，骨科医生应确保患者在术后 4~6 周内维持 50% 的负重。鼓励患者逐渐减少助步器的使用强度。密切随访患者，观察植骨是否愈合结实，这种愈合通常是可靠的，因为利用的是自体股骨头。

11.3　既往行切开复位内固定患者转换 THA

与最初接受非手术治疗的患者相比，先前接受过开放复位内固定的患者在转换 THA 方面

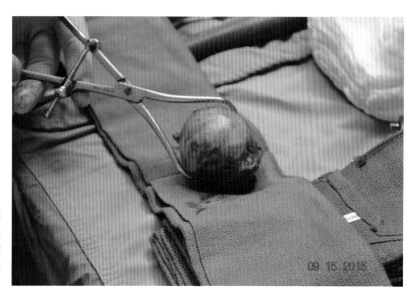

图 11.2　在几层蓝色手术室消毒巾的上方用 Weber 钳固定自体或异体股骨头。用摆锯将股骨头切成 1/4 或 1/8 大小来制造打压植骨块

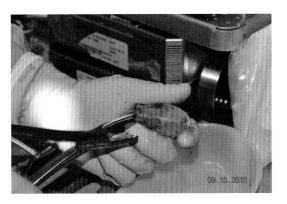

图 11.3　咬骨钳用于制作大段植骨和中等段植骨

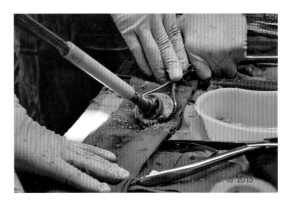

图 11.4　一个小髋臼锉被用来制造打压植骨的微粒

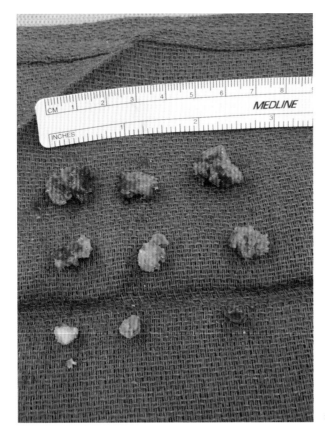

图 11.5　理想情况下，创建 3 个不同尺寸的移植骨颗粒，以优化植骨的机械性能

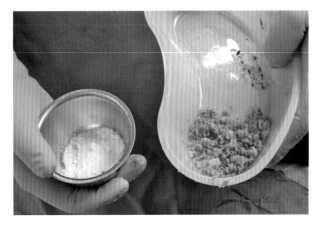

图 11.6　粉状抗生素，通常是 1g 万古霉素粉，可以添加到植骨材料中

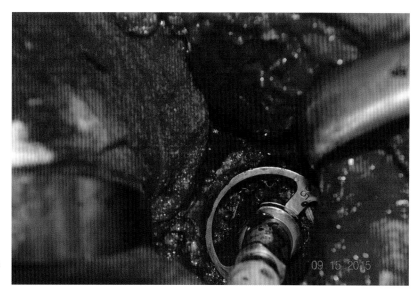

图 11.7　植骨在髋臼骨缺损处反向磨锉

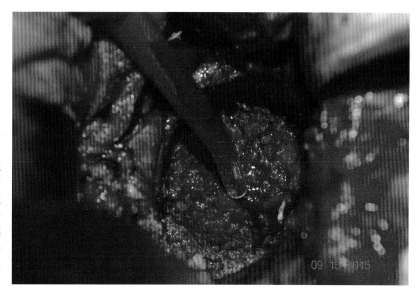

图 11.8　这样就形成了一个稳固的可以将髋臼假体固定的臼底。磨锉髋臼，以获得髋臼假体的"边缘匹配"。然后将一个髋臼试模植入，并通过试模的窗孔进行目视检查，确定是否放置了足够的骨移植物来重建臼底

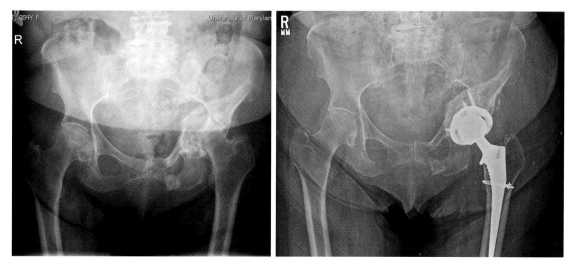

图 11.9　术前和术后的 X 线片显示，与对侧相比，髋臼假体植入术是为了将髋臼假体放置在正确的髋关节中心附近

要复杂得多。以往的手术入路通常会留下严重的瘢痕。通常有内植入物可能需要取出，这些内植入物可能会被嵌在纤维瘢痕或骨痂中，并且这些植入物周围有较高的隐匿感染风险。

当面对和治疗这样的患者时，应该始终警惕感染的风险。每一个接受髋关节置换术的患者都需要检测 C-反应蛋白和血沉，同时检测人血白蛋白和转铁蛋白来评估营养状况。

在休克创伤治疗中心，所有患者在介入放射科室接受抽吸检测。然而，存在争议的是，这是否是一个标准的医疗处理，而且抽吸可能受限。由于这些髋部周围有严重的瘢痕和关节间隙破坏，即使面对单纯的感染，抽吸也很难获得液体。

如果有人怀疑感染，但没有客观的血清或抽吸证据，然后，在髋关节假体植入前，一次"一期置换"，取出所有骨折固定植入物并冲洗再重新消毒铺巾，是一个谨慎的措施。我们以类似于感染性关节置换的"一期置换"治疗的方式来完成这项工作。

如果存在感染史，我们通常会与患者讨论取出所有深部植入物以及放置髋关节隔物，二期重建髋关节。

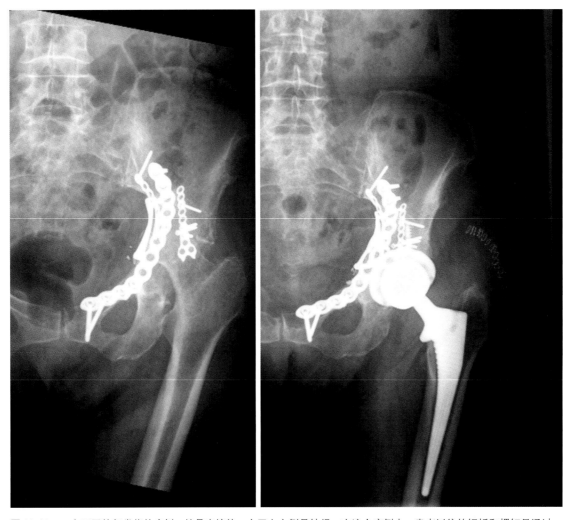

图 11.10　一个不同的但类似的病例，植骨来填补一个巨大内侧骨缺损。在这个病例中，患者以往的钢板和螺钉是通过一个前方骨盆内入路放置的

11.3.1　髋关节置换术应采用何种入路

一般来说，髋关节置换术的入路应该是主刀医生平时首选的常规全髋关节置换术入路。然而，在某些情况下，由于需要取出残留的植入物可能会要求采用后入路。

一般来说，在转换全髋关节置换时，如果骨折固定植入物没有感染的嫌疑，那么植入物不会干扰髋臼假体的植入，不需要取出。

特别是，通过前方骨盆内入路（Stoppa）或髂腹股沟入路植入的植入物，如果试图取出，可能会造成膀胱和血管损伤以及疝气。妨碍髋臼磨锉的长螺钉可以用高速磨钻分段移除，以尽量减少对髋臼假体的撞击，而无须从骨盆内部直接移除钢板和螺钉（图 11.10）。

如果预计骨盆内的钢板和螺钉会干扰髋臼假体的放置，那么在进行全髋关节置换时，总是可以使用第 9 章中概述的直接髋关节前入路的 Levine 扩展入路来移除（图 11.11~ 图 11.14）。

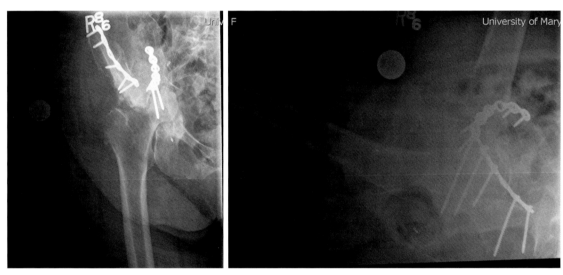

图 11.11　这个患者有严重的前突缺损，我们认为真骨盆缘的钢板和螺钉会干扰髋臼假体的植入

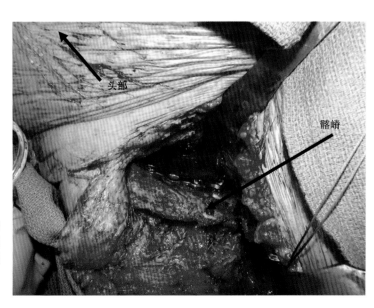

图 11.12　髋关节的直接前入路并向髂嵴上方延伸，类似于第 9 章中所示的切开复位内固定加全髋关节置换术。可以看到沿着髂骨嵴和深入真骨盆缘的钢板和螺钉，必要时可以取出

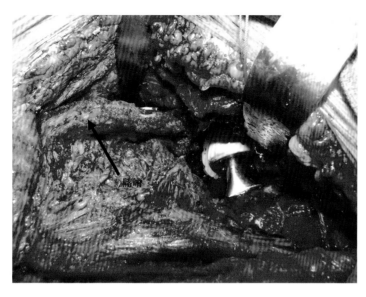

图 11.13 这是同一个患者切口关闭前的图片，显示进行了前入路的髋关节置换。在这个病例中，腹股沟韧带从髂前上棘松解，以改善我们的暴露，并允许髂外系统安全地向内收缩

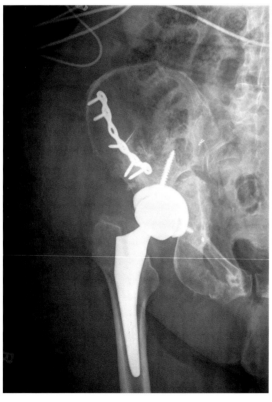
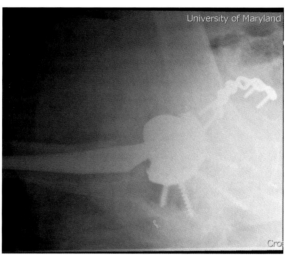

图 11.14 显示原位全髋关节置换术的 X 线片。正位 X 线片显示内侧缺损的打压植骨和真骨盆缘钢板和螺钉的移除。髋关节侧视图显示了如何将多个螺钉放置在髋臼假体中轴线的上方和下方，以增强初始稳定性

根据我们的经验，后柱特别是后壁重建的钢板，确实容易干扰髋臼假体的放置。我们中心髋关节置换术首选的是直接髋关节前入路。然而，对于已经有后壁钢板和螺钉的患者，我们经常使用髋关节后入路，以便在髋臼假体撞击或怀疑感染的情况下，可以很容易地将钢板和螺钉取出。特别是如果钢板和螺钉在髋臼上的位置更为横向更需要后入路（图 11.15~ 图 11.17）。

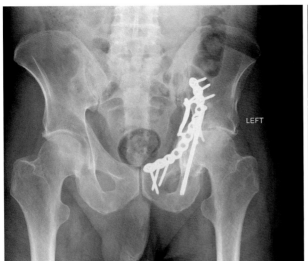
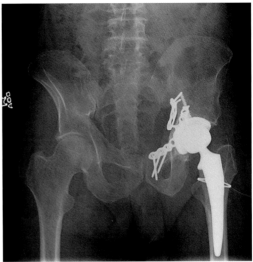

图 11.15　另一例患者使用了 1 枚 8.0mm 直径的关节内空心螺钉。我们担心这会干扰髋臼假体的放置，所以采用直接前路入路通过暴露骨盆边缘将其取出。在这种情况下，不需要松解腹股沟韧带，在全髋关节置换术前，只要在髂骨下切开 4cm 的髂骨嵴并进行骨膜下剥离，就可以取出长的空心螺钉（和部分真骨盆缘钢板）

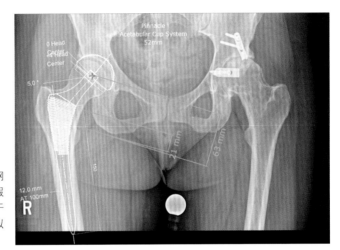

图 11.16　该患者有创伤后骨关节炎伴两个弹簧钢板固定。即使这些钢板和螺钉最终会撞击髋臼假体，最后它们也可以很容易地被骨刀凿除。对于这些患者，直接前路或 Hardinge 入路是完全可以接受的

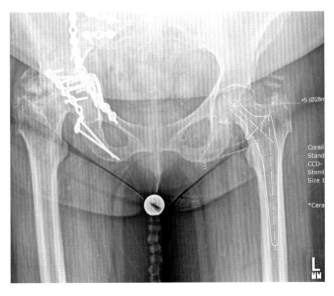

图 11.17　在这个创伤后骨关节炎患者中，存在明显的异位骨化，以及明显外侧放置的 3.5mm 重建板，这些植入物干扰髋臼假体放置的可能性要高得多。在这种情况下，我们建议对髋关节采用 Kocher–Langenbeck 入路，以便在必要时移除这些植入物

11.3.2　后入路转换全髋关节置换术

将患者固定在侧卧位，注意骨盆尽可能与手术台垂直，并使腰椎与手术台的后缘平行。腿可以活动，但在我们的中心没有神经监测在手术过程中使用。

使用标准的髋关节后入路，首先在入路和暴露时要注意几个重要事项（图 11.18），取 5 组深部组织做细菌培养。每个病例都需要取冰冻切片标本。尽管指导解释这些病例冰冻切片的文献并不确定，但如果我们在冰冻切片分析中看到多个高分辨率视野中有 5~10 个以上的白细胞，我们将继续进行骨折植入物移除、间隔物植入和延期髋关节置换。

与标准的髋关节后入路的另一个区别是，在每一种情况下，我们都会松解臀大肌支持带，标记它以备后续修复（图 11.19，图 11.20）。这是为了在髋关节内旋时减轻坐骨神经的压力。除非术前存在坐骨神经麻痹，否则我们不会常规解剖坐骨神经周围的组织。如果术前有坐骨神经麻痹，我们将在坐骨神经外侧分离瘢痕组织，并一直松解到坐骨大切迹。然而，在大多数情况下，我们不会对神经周围进行松解。

外旋肌和关节囊作为一个整体从大转子后部松解出来，由于瘢痕的存在，它们通常难以区分，同时用弧形骨刀凿除异位骨。

11.3.3　髋臼侧准备：由内而外的技术

如果后壁和后柱的植入物需要移除，那么我们使用特定的移除技术。我们从髋臼内部开始，用一个剥离器将关节囊从后壁和后柱上剥离。这样做时需髋关节伸展，膝关节屈曲，手放在脚上，这样如果剥离器靠近坐骨神经，胫骨前肌或拇长伸肌就会触动。然后关节囊采用"由内向外"的技术被剥离，剥离器应严格保持在骨膜下，尽可能向内侧和后部剥离，以暴露相关植入物。很多时候，植入物周围长满骨头，这种骨头最容易用 1.9cm 的弧形截骨刀切除。

应用"由内而外"技术松解应从已知的解剖结构逐步松解到未知的瘢痕解剖结构，以避免坐骨神经损伤。从髋臼内部开始，然后沿着髋臼上缘，一个 1.9cm 的骨刀用来剥离瘢痕组织和异位骨（图 11.21，图 11.22）。

然后暴露髋臼的上半部和钢板，骨刀从下半部和内侧开始，沿着后壁向坐骨切迹和坐骨

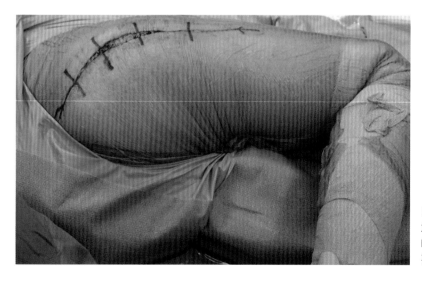

图 11.18　使用既往用于开放复位内固定的 Kocher–Langenbeck 入路，但通常不需要使用整个切口

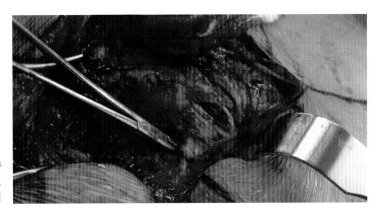

图 11.19　将扁桃体钳放在臀大肌悬吊带内侧撑开，然后用 Bovie 电刀松解悬吊带。在这张图片中，患者的头部在图片的左侧

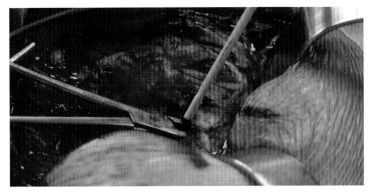

图 11.20　操作必须小心，因为经常有大血管直接贴在臀大肌悬吊带的内侧，有时坐骨神经也会被瘢痕粘连在吊带的内侧。松解大部分悬吊带索，标记，以便手术结束前修复

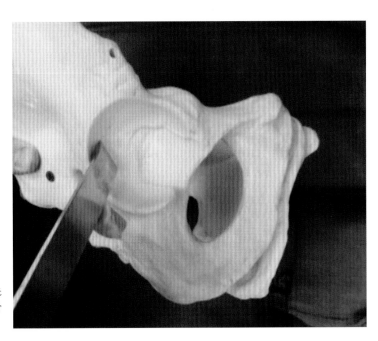

图 11.21　显示暴露髋臼后部的过程。先从髋臼内用一个 1.9cm 的锋利的弧形骨刀开始

解剖（图 11.22，图 11.23）。临床术中照片如图所示（图 11.24~ 图 11.27）。正如 Letournel 所描述的那样，在解剖暴露时保持髋部伸展和膝盖弯曲以将对坐骨神经的压力降到最低是极其重要的。在钢板暴露后，去除螺钉头周围的异位骨和纤维组织，直视下移除（图 11.28~ 图 11.31）。

通常，只有会直接影响髋臼假体的植入物才会被移除。许多时候后壁固定植入物可能会

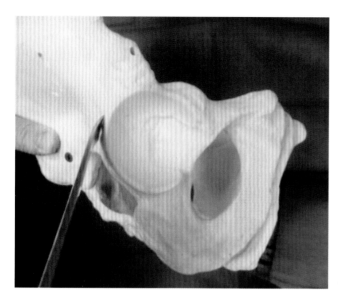

图 11.22　然后将骨刀延伸到髋臼的上外侧分离，骨膜下解剖暴露髋臼后部

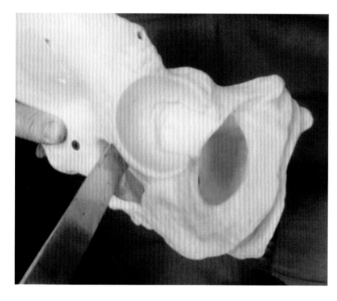

图 11.23　使用 1.9cm 的弧形骨刀沿着髋臼后部向坐骨大切迹进一步解剖。在这部分手术中，保持髋关节伸展，膝关节屈曲，以减轻坐骨神经的压力是非常重要的。此外，Bovie 电刀将允许识别接近坐骨神经，因为如果 Bovie 接近神经将支配脚跳动

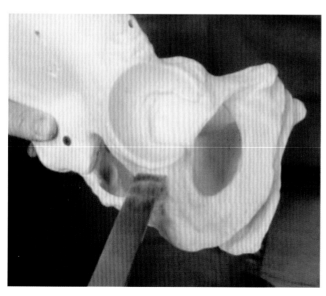

图 11.24　暴露的最困难部分，其中最困难的是髋臼的后外侧至肌腱止点，暴露后移除髋臼重建钢板中的最远端螺钉。仔细解剖，确保骨刀在骨膜下，并注意观察脚的任何抽搐，将有助于保护坐骨神经

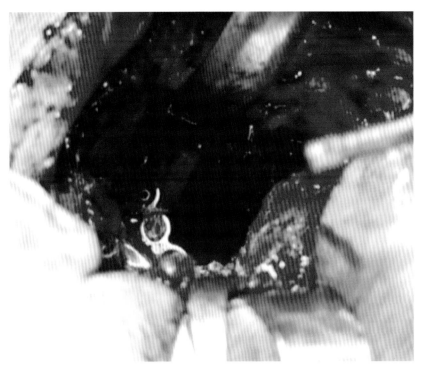

图 11.25 显示了欲移除的残留的重建钢板的术中照片。患者的头在照片的左侧，脚在右侧。拉钩将股骨向前牵拉以暴露钢板和螺钉

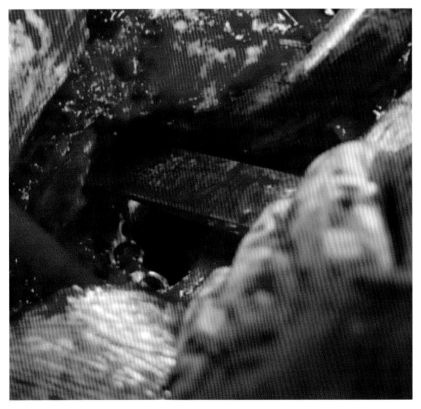

图 11.26 所示为 3 个 0.6cm 的骨刀清除异位骨，这些异位骨将钢板包裹起来，可以看到钢板的一头在髋臼 11 点钟方向的正上方

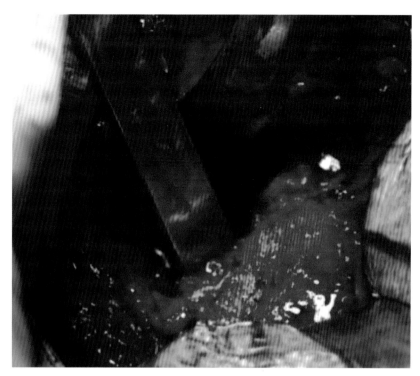

图 11.27　所示为 3 个 0.6cm 的弧形骨刀，用于将后关节囊和异位骨从钢板和螺钉周围切除。此时注意再次弯曲膝关节和伸展髋关节以保护坐骨神经

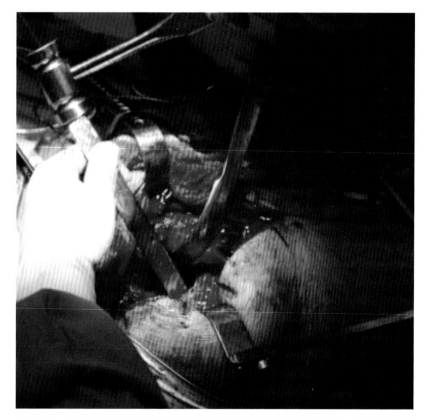

图 11.28　显示如何轻柔暴露后方重建钢板和坐骨最远端。通常情况下，轻轻地敲打骨刀可以使骨膜下剥离的软组织破坏最小

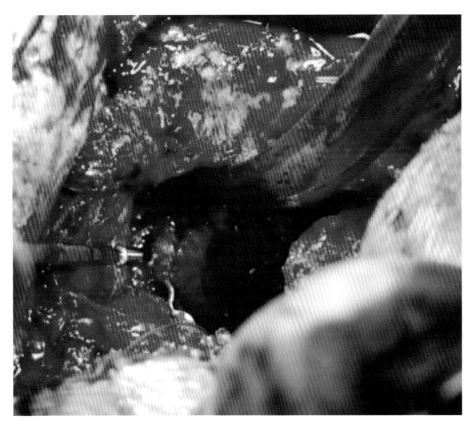

图 11.29　从重建钢板的近端取出螺钉

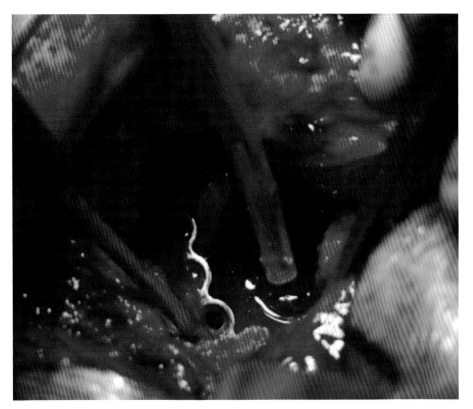

图 11.30　显示从重建钢板板的远端取出螺钉。由于这些远端螺钉的植入角度，它们的头部通常会被撬掉，因此在取出螺钉之前，要注意观察螺丝刀进入螺钉头部的情况

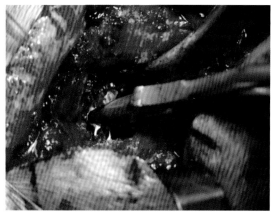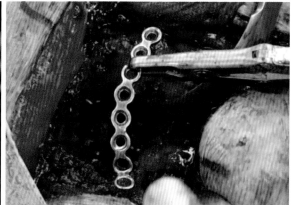

图 11.31，图 11.32　从螺钉中取出重建板后的拆卸

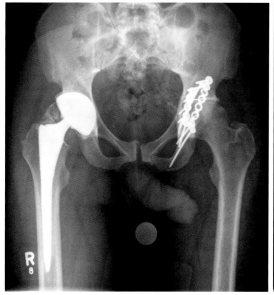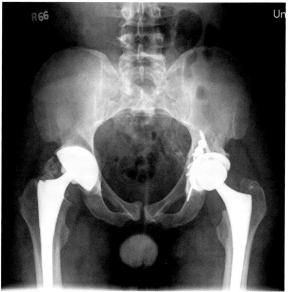

图 11.33　显示了一个典型的创伤后左髋骨关节炎患者，该患者通过 Kocher-Langenbeck 入路进行了转换治疗。后柱钢板没有与植入物接触，因此留在原位。在准备髋臼假体时发现后壁重建板撞击髋臼锉，于是将其取出

干扰髋臼的放置，但更内侧的固定后柱的植入物可以保留（图 11.32）。

　　所有髋臼准备的基础是坐骨和髂前下棘之间的楔形髋臼假体，详见图 8.6。很多时候会出现大的后壁缺损但不影响髋臼假体固定，除非后柱或髂前下棘受损。对于髋臼准备，先磨锉髋臼窝的底部，然后使用一个规格更大的髋臼锉逐级对髋臼进行压配式磨锉。

　　对髋臼锉有撞击的螺钉和钢板需取出。螺钉通常是用螺丝刀整体取下的，必要时可以使用高速磨钻去除部分螺钉。通常倾向于完全取出螺钉而不是使用磨钻，以减少金属碎片的产生。

　　采用标准多孔涂层的髋臼翻修假体，利用髋臼横韧带和透视成像指导假体放置。但是，骨科医生要注意的是，髋臼畸形的髋臼横韧带不会在正常位置出现。

　　如果髋臼骨缺损较大，则应使用髋臼假体缘上、下的多个螺钉来加强初始固定，并允许早期负重（图 11.33，图 11.34）。

　　仔细修复外旋肌和关节囊瓣，将之缝在臀中肌腱后缘或缝合在大转子后缘的骨洞上，来限制术后髋关节脱位。

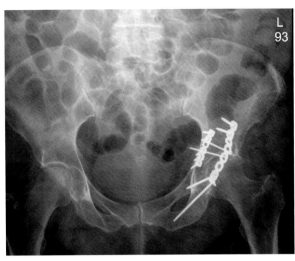
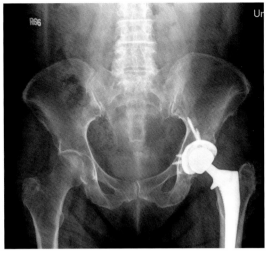

图 11.34　所示为 1 例患者在初次骨折固定期间切口愈合困难。术前抽吸、CRP 和 ESR 均为阴性。不过，即使这样仍要谨慎。在转换髋关节置换术时，取出所有植入物，并进行一期的髋关节置换术。如前所述，使用了一个多孔髋臼假体，并在髋臼杯缘的上方和下方使用螺钉，以加强髋臼假体的稳定性，并允许早期负重

11.3.4　术后护理

在许多情况下，通过这种技术获得的髋臼稳定性非常好，患者可以在手术后立即开始完全负重。如果有顾虑，可以在术后 4~6 周内限制负重 50%，但这通常是患者需要保护的最长时间，并鼓励患者摆脱辅助行走设备。密切随访患者，观察植骨是否愈合结实，这种愈合通常是可靠的，因为利用的是自体股骨头。

参考文献

[1]　Ibrahim MS, Raja S, Haddad FS. Acetabular impaction bone grafting in total hip replacement.J Bone Joint Surgery Br. 2013;95B:98–102.

[2]　Sloof TJ, Huiskes R, Van Horn J, Lemmens AJ. Bone grafting in total hip replacement for acetabular protrusion. Acta Orthop Scand. 1984;55:593–596.

[3]　George DA, Haddad FS. One-stage exchange arthroplasty: a surgical technique update. J Arthroplast. 2017;32(9S):S59–62.

[4]　Levine MA. A treatment of central fractures of the acetabulum. A case report. J Bone Joint Surg. 1943;25:902–906.

[5]　Beaule PE, Griffin DB, Matta JM. The Levine anterior approach for total hip replacement as the treatment for an acute acetabular fracture. J Orthop Trauma. 2004;18(9):623–629.

[6]　Leunig M, Siebenrock KA, Ganz R. Rationale of periacetabular osteotomy and background work. J Bone Joint Surg Am. 2001;83A:438–448.

[7]　Letournel E, Judet R. Fractures of the acetabulum. New York: Springer; 1981.

[8]　Browne JA, Pagnano MW. Surgical technique: a simple soft tissue only repair of the capsule and external rotators in posterior approach THA. Clin Orthop Relat Res. 2012;470(2):511–515.

[9]　Pellicci PM, Bostrom M, Poss R. Posterior approach to total hip replacement using enhanced posterior soft tissue repair. Clin Orthop Relat Res. 1998;355:224–228.